生活裡的
芳療
小百科

Encyclopedia of
Aromatherapy
for Daily Use

由內到外，溫柔保養身體與心靈的植物療癒對策

| 溫柔升級版 |

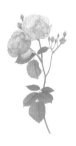

芳療家知識學院 教育總監　Sherry·雪莉 著

讓芳香療法陪伴我們，以更平和、溫柔、有力量的方式，去面對
生活中日復一日上演的劇碼。甚至，某一天你會發現，原來自己
有能力可以把劇情換成更舒適、愉快、輕鬆的版本。

基礎篇

什麼叫做療癒呢？我們可能會說：「醫師拜託您治好我的病！」
但不太會跟醫師說「請您療癒我」。治療與療癒的差異從字形中
可見端倪，就是在於「心」。

→ 延伸思考：如何挑選品質合宜的芳療產品

精油、植物油、純露與基底油，剛認識這些名詞時，很容易被中
文看起來類似的字詞混淆了概念，但因為芳療本身是近代由英法
發展起來的新興替代療法，所以名詞以原文英文來理解，也許能
更快掌握要義。

→ 延伸思考 1：常見製作方式及帶來的差異：水蒸餾法、蒸氣蒸餾法、
　　　　　　　壓榨法與溶劑萃取法
→ 延伸思考 2：為什麼這次的芳療產品味道跟之前都不一樣？
→ 延伸思考 3：我真的不喜歡這次芳療產品的味道，怎麼辦？

也許很多人對於精油的印象，來自於聽說過薰衣草、茶樹精油能
直接塗抹肌膚，因此覺得精油都可以直接塗抹肌膚。不過，這在
芳療中並不是常見的使用方式。

→ 延伸思考 1：精油可以吃嗎？
→ 延伸思考 2：可以直接在手上調和嗎？
→ 延伸思考 3：精油可以加到蘆薈膠、乳液裡？
→ 延伸思考 4：精油調配表

進階篇

工具篇

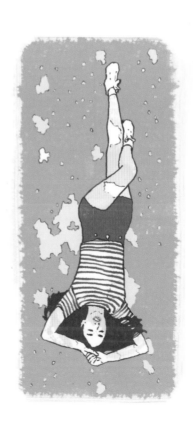

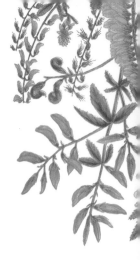

序曲

讓靈魂徹底被療癒，芳香生活的一天

起床，用芳香的純露噴灑臉部。一下，再一下，讓細緻的水霧慢慢灑落肌膚，喚醒還在被窩裡打滾的靈魂。趁著水滴快從皮膚滴落的時候，用兩三滴芳療面油一起均勻塗抹全臉，體會水乳交融滲透進肌膚底層的潤澤感受。盥洗時，在漱口水中加入一些胡椒薄荷純露，讓口氣更為芬芳清新。在廚房準備早餐時，將水煮蛋淋上一些橄欖油，再撒一撮海鹽，磨碎一些黑胡椒，烤箱裡的吐司正散發出昆士蘭堅果油的誘人香味，優格裡除了新鮮水果，還有幾滴覆盆莓籽油，增添了風味與口感的層次。簡單又滿足的一餐，為接下來的一天充飽電。

從擁擠的人潮、車潮中脫身，踏進工作的場域，來一點菩提純露，讓自己心情平緩下來，以從容的態度處理一件又一件的公事。開會時，為自己準備一杯純露水，月桂或香蜂草純露，讓人在沉悶或煩躁的對話氣氛中，保持清明自在。午餐之後，血液都跑到胃部，頭腦感覺有些昏沉？迷迭香、百里香純露既能幫助消化，也讓頭腦保持專注，辦事效率不減反增。下班了，但工作中的「阿雜」心情還縈繞不去？回到家，用香氣洗滌自己的心靈。薰衣草、佛手柑、花梨木，輕柔的氣味陪伴情緒波動慢慢和緩下來。給辛苦工作的自己一個獎勵，在滑潤的植物油裡加入幾滴碰觸到自己心裡的植物香氣，用它塗滿全身，然後去泡澡，或者淋浴好好洗掉，讓一整天下來身心靈的塵埃回歸自然。

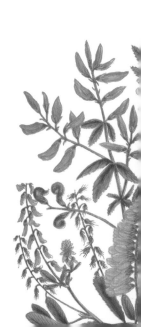

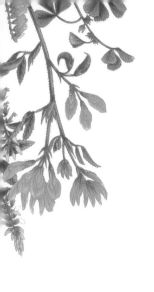

把握睡前的黃金時段，用化妝棉或面膜紙將純露吸收得飽飽後敷在臉上，一邊放著自己喜歡的音樂，一邊挑選陪伴入睡的氣味，或許花上十分鐘左右，享受與自己獨處的時間。接著，再用純露噴濕全臉，把面油融合純露一起按摩臉部，將今天隱忍許久的情緒從臉部緩緩鬆開。讓這些植物精華在接下來的睡眠時間持續滋養肌膚，隔天一早醒來，會忍不住一直摸自己變得更為滑嫩的臉。起床，好像也變得比較容易了。

或許，是因為痘痘接觸精油；或許，是因為生理痛所以喝了第一口純露；或許，是因為想增加生活情趣買了水氧機，不管起點是哪裡，都是出於「希望能夠更好」的本心，而與植物的芳香分子有了共鳴。芳香療法或許無法讓我們成為童話故事中的主人翁，從此過著幸福快樂的日子，但可以陪伴我們開始以更平和、溫柔、有力量的方式，去面對生活中日復一日上演的戲碼。甚至，在某一天忽然察覺，原來自己有能力可以把劇情換成更舒適、愉快、輕鬆的版本。

只要每天在生活中加入一點芳香療法的元素，就能開啟這樣溫和但真實的改變。可能是一杯純露水，可能是幾滴按摩油，或者，就是幾個吸嗅精油氣味的深呼吸，讓植物的力量慢慢消融存於內在的糾葛。心，舒展開了，生命的流動也就更柔順了。

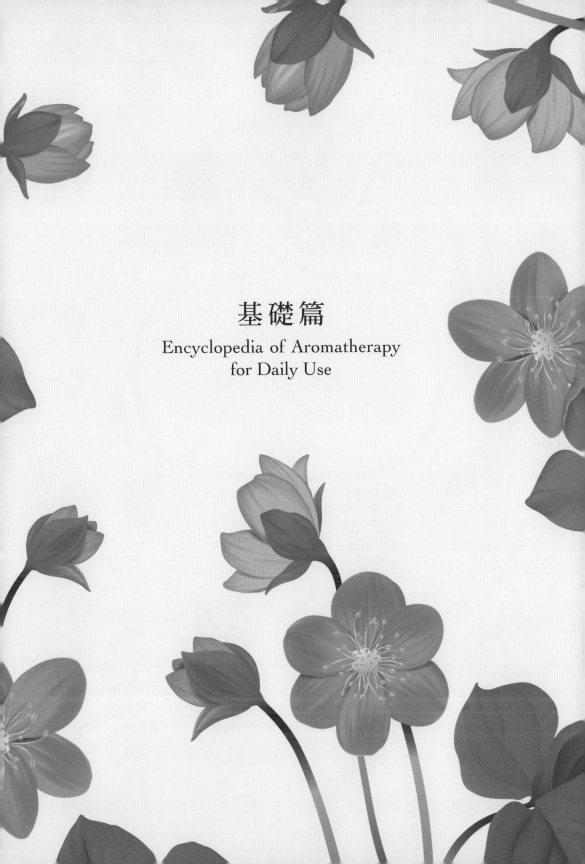

基礎篇

Encyclopedia of Aromatherapy
for Daily Use

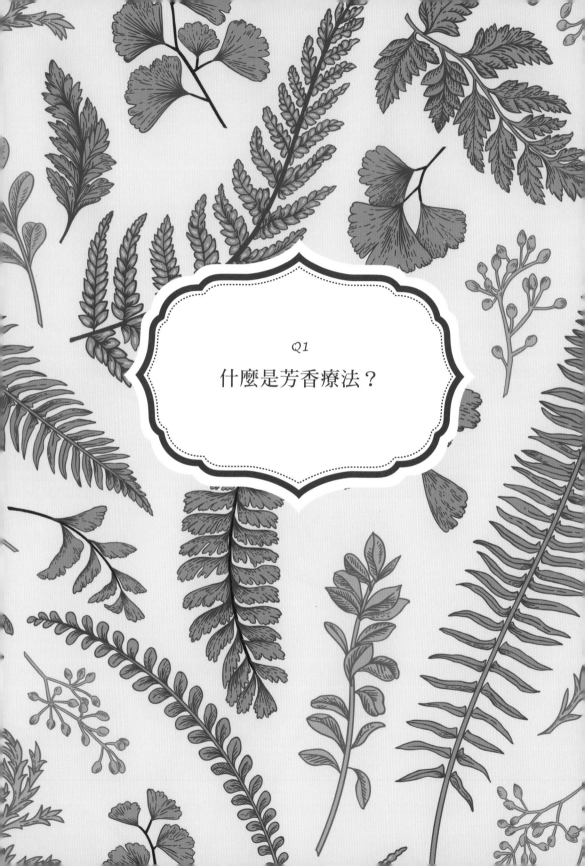

Q1

什麼是芳香療法？

「芳香療法」或許因為有「芳香」二字，可能最常是跟各種「香香的」產品或服務連結在一起。比如說：香氛蠟燭、造型優雅的擴香竹或薰香台、煙霧繚繞的水氧機、一罐罐裝在深色瓶子裡的按摩油、氣味濃郁的精油，或者聞起來香香的SPA會館。這些可以是芳香療法的不同面貌，但芳香療法也不僅於此，它不只是用來妝點生活雅趣的用品，還是一種個人的生活方式。或者說，芳香療法能夠幫助我們往內探索，重新了解自己，進而讓生活產生良好的變化。

那麼，究竟什麼是芳香療法呢？它是使用從芳香植物萃取出的天然植物精質作為素材，以吸嗅、稀釋塗抹精油，或者口服純露的方式，讓這些具揮發性的芳香物質與我們的身心靈對話，進而啟發我們本有的自癒能力，以幫助個人的身心靈平衡。芳香療法除了可以讓空間聞起來芬芳宜人，拿茶樹精油抹痘痘、護膚可以說是芳香療法的範圍，用按摩油消除肩膀痠痛也是芳香療法的領域，在使用這些產品的同時，透過植物幫助我們去認識自己的狀態，從而讓自己產生療癒的感覺，這就是芳香療法的迷人之處。

什麼叫做療癒呢？我們可能會說：「醫師拜託您治好我的病！」但不太會跟醫師說「請您療癒我」。治療與療癒的差異從字形中可見端倪，就是在於「心」。身體上的痛不一定會帶來心裡的苦，治療是針對身體層次上的病痛，然而，療癒卻關乎身心靈的完整。

是的，身、心、靈，三者是互相關連的。身體不舒服，心裡通常也不太能快活起來，更會影響到我們的思維、意識狀態。舉例來說，在肚子痛的時候也滿難保持笑口常開，並且專注思考；同樣的，當心痛時，我們的身體也會覺得比較無力，甚至心臟也會感覺到疼痛，思緒像是被抽空一樣無法動彈。

請想像身心靈是一間房子，當我們經歷

到一些太痛苦的事件，為了保護自己，可能會把相關回憶的房間一間間給封起來，以免因碰觸而更加不舒服。但也由於這樣表象的切斷，我們看起來與部分的自己分離了，實際上痛苦卻還在原地等著我們把它帶出來。療癒，是讓我們重新有能力打開「那個房間」，穿透痛苦，然後跟它道別，而我們也得以重新變得完整。

幫助生命得到更好發展的「精質」

那麼，為什麼植物精質能夠幫助我們自我療癒？植物身為一種生命體，除了維持生存的機制——像是國小自然科學裡講的光合作用與呼吸作用之外——另外還發展出一些機制，和生死存亡沒有直接的關係，但是能讓生命有更好的發展，「精質」（essence）就是這樣的產物。

比如說，植物透過氣味更能吸引到昆蟲幫助授粉以繁衍下一代，或者祛除害蟲；當土壤中的微生物影響到生存時，精質也能夠幫助抵抗，甚至修復損害。再來，與光合作用及呼吸作用不同，精質在各個植物之間有很大的差異化，就像是一個植物的個性所在。這樣的物質可以說是植物適應環境、與環境溝通的一種方式，也是植物自我修護的工具。因此當我們在使用精油或純露時，其實同時也是與植物對話、借鏡，

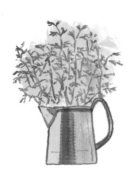

幫助自己走過正面對的困境、協助自己與分離的自己溝通。除了處理失衡的情況，也可以讓自己有更正向、更神采奕奕的狀態。

透過「氣味」這種方式與植物的精神互動，是芳香療法很重要的特色。部分精質具有揮發性，讓嗅覺在芳香療法中占有舉足輕重的角色。氣味可以被鼻子很精準捕捉到，但是眼睛看不到，耳朵聽不到，肉體也無法觸碰到，就像是一個人的精神跟情緒，感覺空無不可捉摸，但又確實存在。的確，精質對於我們的精神與情緒也會有很好的影響。

精質還有另外一個特色，它一方面有科學儀器可以檢測出的化學分子（物質性的一面），但又有著個別化學分子加總以外的效果（超出物質的一面），如同一個人並非是其成長背景、學經歷的加總，而是一種有機體的變化。

其實，以現在科學之發達，要在實驗室裡製造出類似植物香氣，或是代表性的芳香分子，已經是很平常的事情，更有其他方法可以抗痘、美白、除疤、淡斑等。芳香療法的誘人之處在於，使用者在其中可以是主動挑選使用產品的主角，而不是被動接受開立出來的處方籤。此外，自己並非消極承受物質對於身體的影響，而可以與植物精神互動往來，這一點，是再厲害的科技也無法做到的。

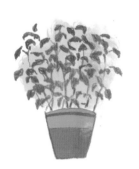
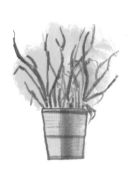
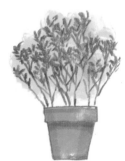

那麼，精質是怎麼與我們的身心靈互動呢？當植物精質揮發
至空氣中，我們的鼻子捕捉到了芳香分子，這些小東西就會
經由鼻腔進入身體，一部分到了嗅球，它很接近我們的腦部
邊緣系統，尤其是杏仁體與海馬迴這兩個部分。杏仁體是我
們的情緒中心，會引發一連串的神經反應；海馬迴則是長期
記憶中心，過去到了哪些國家遊玩，認識了哪些人，會儲存
在這個部位。

當芳香分子刺激到嗅球時，同時也會影響到杏仁體還有海馬
迴。我們對於氣味的情緒反應也會與記憶有關，因此，如果
過了一陣子後對於同一個植物味道產生截然不同的反應，是
很有可能的事情，因為情緒與記憶兩者在我們腦部中原本就
是那麼的接近。

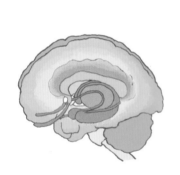 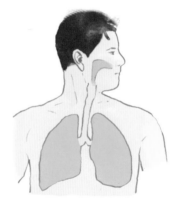

香氣可刺激腦部邊緣系統　　　　　芳香分子透過吸嗅到達肺部

另外一部分的芳香分子會到達肺部，並經由肺泡進入肺部毛
細血管，因而在全身循環，所以別小看吸嗅精油這個小動作，
其實對於身體就已經產生很大的影響。還有一種精質進入身
體的方式是透過皮膚吸收，比如說以純露噴灑肌膚，或者用
精油跟植物油調成按摩油塗抹皮膚。由於精油的分子很小，
所以可以很有效率通過肌膚的層層關卡到達真皮層，再進入

血管循環，因此針對皮膚保養，或者皮膚下的一些情況（像是瘀青），都可以給予很直接的幫助[1]。

具公信力的國際有機認證機構

由於芳香分子能夠很快進入身體並產生影響，因此，它的品質也就更加需要注意了。芳療產品來自於農作物，而農作物可能受到汙染的來源非常多，比如灌溉用水或土壤中有重金屬，都會讓農作物受到影響。而現今大部分的慣行農法種植方式會使用化學肥料與農藥，這些東西可能殘留在植物精質中。也因此，在使用芳療時，確保手上的產品沒有農藥、重金屬等汙染是很重要的一件事。

另外，因為「與植物的精神對話」是芳香療法很重要的特色之一，所以我們在挑選時，也不希望選購到由人工合成，或者經人工調整後的產品。就像喝果汁是希望吸收水果的營養，而不是想要喝進一堆色素、香精還有增稠劑。芳療產品從栽種到蒸餾、壓榨、包裝、運輸是很長的生產鏈，要一一確保各環節的品質，對於在末端的消費者來說，是有一定的難度。

所幸，目前全球已發展出許多具有公信力的有機認證機構，幫助我們把關產品的品質。比如說 Ecocert，算是有機認證的入門款，另外像是歐盟有機認證、法國 AB 有機認證、英國土壤協會有機認證、美國 USDA 有機認證、澳洲有機認證 ACO、日本有機認證 JAS 等，都是享譽國際的有機認證。

註｜ 1 關於肌膚保養相關的介紹請參考 p.128

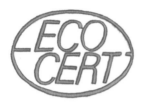

Ecocert 有機認證

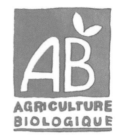

法國 AB 有機食品、有機農產品認證

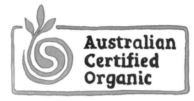

澳洲有機認證 ACO

有機認證的學問很大，有些公司自行成立檢驗公司來檢測自己家的產品，相對於獨立公正第三方有機認證機構來說，可能缺少一些可信度，因此在挑選產品時眼睛要睜大看清楚，並不是所有圓圈都是認證標章，有些是自己公司認證自己的產品，有些甚至只是一種包裝設計。另外在芳療中還可以看到一種有機認證表現形式，是出示有機認證證書，但瓶身上並未標示有機認證標章，這是因為原料本身是有機認證來源，但是並非原裝，而是經過分裝，所以無法在瓶身上印製有機認證標章。

不管是精油、純露或植物油，分裝過程如果有接觸到大量的空氣，對於品質或多或少都會有影響，嚴重的甚至會讓產品受到汙染，因而產生變質無法使用。另外，瓶身上的有機認證標章確保了未開封的瓶子裡面填充的，完全是符合其有機認證標準的產品。今天如果一瓶精油裡面有部分是有機產品，參雜了其他非有機產品，在瓶身上是不能標示有機認證標章的。換句話說，今天瓶身上沒標示有機認證標章，瓶內產品裡有多少比例是有文件出示的有機來源，那就看各家廠商有多愛惜羽毛了。

如何挑選品質合宜的
芳療產品

市面上的芳療產品供應商不勝枚舉，各有不同特色，但其中也有很多是混淆視聽的不良商家，有一些簡單的方法，可以幫我們降低一些買錯產品的風險。

首先，每種植物產出精油的比例不同，因此，同樣一罐 5 毫升的單方植物精油，不同植物所需要的原物料數量也不同；成本不同，也應該要反映在價格上。於是，像檸檬精油跟玫瑰精油，同樣的容量包裝就不會是同樣的價錢，它們可能只有在實驗室合成氣味時的成本比較接近。如果看到每種單方植物精油價格都一樣，或者是只有兩、三種價格的供應商，通常我的假貨雷達都會響起。

再來，每一種芳香植物能夠萃取出精質的部位也不相同，比如說天竺葵是葉片，玫瑰是花瓣，如果供應商標示萃取自天竺葵花或玫瑰葉片，還是換一家購買比較妥當。不過，價格可以自己訂，萃取部位翻書或網路搜尋就能找到資料，而關於產品標示很常被提到的重點──植物的拉丁學名，也逐漸為人所知，這些，只要有一台標籤機都可以印出來。不過，有機認證絕不是廠商自己說了算，也因此前面會介紹一些具有代表性的有機認證，方便消費者挑選品質無慮的產品。

另外，還有些廠商把植物油加到精油裡面當成精油在賣，而未標示稀釋濃度。這種情況比較容易被發現，因為植物油的質地是潤滑的，跟精油具揮發性的特色相差甚遠。比較難發現的是混摻氣味近似的精油，然後以較高價植物精油的名義賣出。

我們最常聽到的，是把玫瑰天竺葵摻到玫瑰精油中，破解方式是：由於玫瑰精油裡面有玫瑰蠟的成分，在低溫情況下（約攝氏 18 度左右）會產生結晶，如果有混摻到其他精油，因為玫瑰蠟的成分不夠高，就不會有結晶的情況。

之前遇過消費者跟我分享，他從別處購買的大馬士革玫瑰精油，但是很奇怪，聞了這一家的大馬士革玫瑰精油會有點頭暈，而且滴在擴香手鍊上還會有紅癢的過敏反應，可是其他家的大馬士革玫瑰精油就不會如此。推敲了一下，我詢問他是否對其他精油也有類似的經驗，他說對於玫瑰天竺葵也會這樣時，我們兩個人的眼睛同時瞪大！玫瑰天竺葵混雜大馬士革玫瑰精油高價賣出，這種傳說中的產品竟然真的被我們遇到了！

所以，在購買芳療產品時，真的是要小心再小心。現在網路資訊發達，許多芳療愛好者都很樂於分享免費的知識及使用經驗，購買前不妨多利用網路搜尋，了解一下商家的供貨品質。

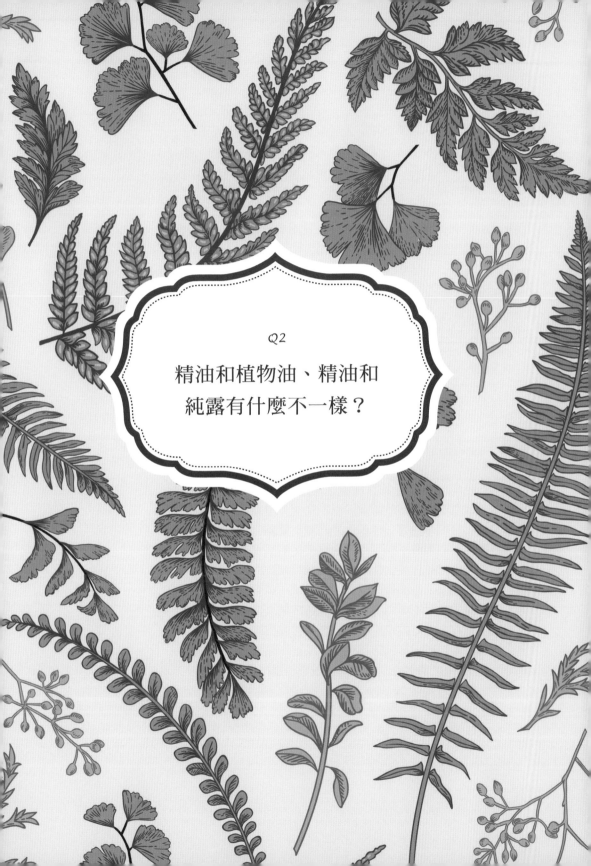

Q2

精油和植物油、精油和
純露有什麼不一樣？

一開始接觸芳療，可能會被許多新接觸的名詞弄得有些頭昏眼花。其實在芳療中最常見的大概就是三個主角：精油、純露與基底油。精油跟純露聞起來都會有植物的香味，精油跟基底油好像都是油，也因此剛認識這些名詞時，很容易被中文看起來類似的字詞混淆了概念。芳療本身是近代由英法發展起來的新興替代療法，因此名詞以原文英文來理解，能更快掌握到這三個主角的特色與重要差別。

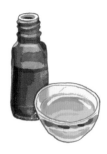

精油（essential oil）與基底油（carrier oil）

精油 (essential oil) 是植物具揮發性的液態芳香分子[1]，經壓榨或水蒸餾萃取後而得的難溶於水的物質，富有植物香氣，具揮發性，質地像酒精一樣，也是一種高濃縮物質。有可能造成肌膚即刻的刺激不適，不適合直接接觸肌膚。若撇開刺激度的問題，精油直接塗抹肌膚會把角質細胞的水分帶走，出現乾澀的觸感，持續使用就會出現乾燥、粗糙、脫皮、敏感，或者養成後天敏弱肌膚質。精油通常是直接加入擴香工具做空間薰香，或是調和基底油稀釋後當成按摩油來使用，有絕佳的護膚作用。常見的護膚精油像是修護萬用的真正薰衣草、控油殺菌的茶樹、美顏養肌的玫瑰，這些都是精油。

註｜ 1 通常會被稱為精質 (essence)，以和經過壓榨、蒸餾後而得的精油 (essential oil) 區別。

基底油 (carrier oil) 就英文字面上來說是作為媒介、載體的油脂，芳療中通常使用從植物萃取而成的油脂，中文便常稱之為植物油，但也因此容易和同樣是從植物萃取出的精油搞混。植物油與精油的質地相反，具有潤澤感，而且是不具揮發性的物質，大部分的植物油並不具有液態的芳香分子[2]，所以不像精油有豐富明顯的香氣，常見的橄欖油、芝麻油、荷荷芭油都是植物油。

雖然精油跟植物油兩類產品名稱裡都有「油」這個字，但主要是用來指稱「不溶於水」這個特性，兩者質地上有很大的差距。當純精油接觸到皮膚時，會像是酒精一樣揮發到空氣裡，不太會有殘留的感覺，可是植物油就會在皮膚上形成薄膜，然後慢慢從皮膚細胞間隙中滲透到表皮層深處。

此外，兩者的氣味也不相同，精油是植物的芳香分子，大部分富有濃厚的氣味。常見的香味像是甜橙、薄荷、迷迭香、薰衣草。植物油雖然也會有味道，但較不具發散性，香氣也比大多數精油來得淡。這兩種產品的不同，像是辣椒、大蒜與醬油、香油之間的差異，一個是香料，一個是醬料，雖然都有一個「料」字，可是質地與特性都不相同。

精油和植物油常會一起出現的原因，乃是由於精油本身為高濃縮又容易揮發的脂溶性物質，單獨使用對於皮膚容易造成刺激，且類似酒精的質地會讓肌膚乾燥，並不適合會反覆推展的肌膚按摩；可是，當我們把精油和植物油一起調和時，就會成為充滿香氣、對皮膚滋潤且容易推展的按摩油[3]。

023

註 | 2 例外如黑種草油及伊諾菲倫（瓊崖海棠）油，則含有些許芳香分子。
　　 3 關於調和按摩油的詳細說明請參考 p.35

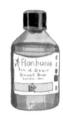

純露（hydrolat）與精油（essential oil）

純露（hydrolat）是在蒸餾植物芳香部位時，和精油一起生成的產品，同樣含有植物的芳香分子，但比例上較精油來得少，純露的芳香分子含量平均來說大概占 0.2 ～ 0.05% 左右，也因此性質上較精油來得溫和。

我們將植物的芳香部位放入蒸餾桶中，利用水蒸氣通過桶子，把植物的芳香分子帶出細胞壁。將這樣充滿植物香氣的氣體經過冷卻系統變成液態，此時液體是混濁的，久置之後會有分層現象，一部分不溶於水的物質稱之精油，另外一部分的水溶液則稱為純露[4]。

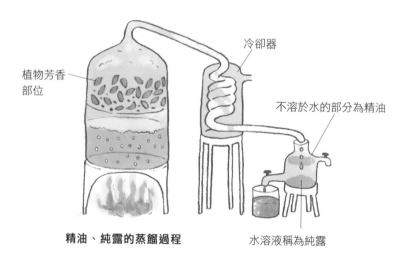

植物芳香
部位

冷卻器

不溶於水的部分為精油

精油、純露的蒸餾過程

水溶液稱為純露

純露的英文有許多名稱，常見的有 hydrolat、hydorsol，「花水」（flower water）是另外一個比較常見的名字，但因為並非所有純露都由花朵製作而成，且有些保養品是把純露添加酒精、防腐劑也稱為花水，所以在芳療中還是會以「純露」（hydrolat）來專門指稱這種「收集蒸餾植物芳香部位水蒸氣而得的水溶液」，以跟其他種類的產品區分。

雖然純露和精油都有植物的香氣，但純露並不等於精油加水。第一，精油本身就是不溶於水的部分，所以要把它和水均勻混合，勢必要加入其他物質，像是氫化植物油而得的精油分散劑、乳化劑。其次，純露裡主要是含有植物的水溶性芳香分子，和精油主要是脂溶性的芳香分子不同。

所以說，同一植物的精油和純露味道會有些不同，這是很正常的。就像同樣是肉，肥肉跟瘦肉的口感還有味道也有所不同。以真正薰衣草這個植物來說，它的精油氣味主要來源之一是乙酸沉香酯，這種化學分子比較不親水，也就是說，真正薰衣草純露中幾乎不會出現我們熟悉的薰衣草精油的氣味來源，因此，聞到真正薰衣草純露的確不會覺得跟精油類似，是很正常的事情。

註 | 4 請留意，並非所有的精油都會浮在水面上。水的比重為 1，大部分精油比重是小於 1 的，因此在分離器中會浮在水面上，但有些精油比重大於 1（像是丁香、冬青白珠樹），於是在分離器中會沉在水的底部。如果看到有芳療產品供應商以「精油浮在水面上才是真的精油」作為自家產品純正度的解釋、保證、檢測方式，我對其專業度是懷疑的，產品品質可信度也會先保留評估。這部分關於產品的介紹看起來或許無趣，但因為很重要（光是「精油比重」這一項就跟產品品質有關係），所以請務必耐著性子為自己慢慢看下去，我會盡力寫得更容易閱讀。

精油跟純露，誰比較有效？

剛接觸芳療時，可能不會一下子就購買齊所有類型的產品，這時候，常會提出的問題是：哪一種產品比較有效？其實精油跟純露都有植物的芳香分子，對於同一個情況可以給予不同方式的支持。這時候我會去思考的是，哪一種產品的使用方式是比較符合需求的？因為如果用起來門檻高而不常使用，再厲害的產品也無用武之地。

比如說，若是希望在工作時提振精神，或是幫助消除焦慮的感覺（大部分的辦公環境可能比較不適合有明顯的氣味），純露就會是很好的選擇。開會時氣氛不佳，自己啜飲一口菩提純露，不知不覺氣定神閒；如果是想幫助消化，白天出門在外可能不方便塗抹按摩油，純露使用起來相對也比較容易。

以改善睡眠來說，有些人可能對於在睡前飲用純露有些顧慮，怕反而容易造成睡到一半要起床上廁所，此時就可以考慮塗抹按摩油。按摩油同時也會刺激到皮膚下的神經系統，因此更有幫助放鬆的作用。但若考慮到怕衣物、寢具產生油耗味，除了選擇不容易氧化的植物油之外，也可以使用精油擴香。如果空間並不能有太濃重的氣味，最簡單的方式就是將精油滴在衛生紙或化妝棉上，塞於枕巾之下，這樣睡覺時就會有植物香氣從枕邊飄散出來。

此外，有些人在沒有使用過植物油保養前，對於「抹油」很抗拒，聽到「油」這個字就會和「油膩」、「油光」等字詞聯想在一起，這種時候我會推薦考慮使用純露或是以精油擴香；另一類使用者則是覺得東西吃進去最有效，我便會建議使用純露或者植物油作為長期的使用方式比較安全；如果是很追求「空間香氛」的使用者，那麼精油絕對是最佳選擇。

常見製作方式及帶來的差異：
水蒸餾法、蒸氣蒸餾法、
壓榨法與溶劑萃取法

其實萃取植物精質的方式有很多種，「蒸餾法」是最常見的一種，又可以分為「水蒸餾法」或「蒸氣蒸餾法」。前者是把植物芳香部位泡在水裡煮沸，時間較久，不過植物接觸到的溫度較低，適合對於溫度比較敏感的植物（如橙花、玫瑰）；後者則是讓水蒸氣通過植物芳香部位，植物接觸到的溫度較高，生產時間較短，像是薰衣草、快樂鼠尾草這類型植物，就很適合用這種方式萃取精油，因為它們的精質大部分為酯類這種容易水解的化學分子，如果浸泡在水裡太久，氣味就容易產生變化。

另外，還有「壓榨法」及「溶劑萃取法」，也是目前精油供應商常會使用的方法。由於植物儲存精質部位不同，適用的萃取法也會不一樣，像是精質在果皮的柑橘類（如檸檬、葡萄柚等），就會使用壓榨法獲得精油。但工廠使用的壓榨法並不是像在家中擠果汁一樣，首先他們會將果實浸泡在水中，讓果皮軟化，以利後續壓榨出更多精油；還會讓果實滾過像是插花會用的劍山那樣密集的尖銳物品，戳破果皮，釋放芳香分子；同時，上方會有水流沖洗果實，把精油沖洗到下方的收集槽；最後，把這個液體導入離心機，用快速旋轉的方式，讓不溶於水的植物精油與剩下的水溶液分開來。

溶劑萃取法則是比較晚近發展出來的技術，使用化學有機溶劑[5]浸泡植物的芳香部位，溶出植物的芳香分子。經過第一次加熱把溶劑揮發後，會獲得保留植物芳香分子的蠟質物體，我們稱之為凝香體（concrete）。之後再把這個凝香體與酒精混合，利用酒精把芳香分子帶出，再將酒精揮發，這才獲得植物精質。由於這個方式取得的植物精質和過去使用蒸餾法而得的精油在化學成分上有些不同，會保有更多種植物芳香分子，因此，我們也會使用不同的名稱區隔，稱之為「原精」(absolute)。

如同我們會因為植物特性不同，而把柑橘類的果實用壓榨法生產精油，通常會使用溶劑萃取的植物大概有兩個特色：萃油率低、精質易受溫度破壞。舉例來說，花朵類的精油大多萃油率低，平均起來大概要 150 朵大馬士革玫瑰才能產出一滴精油，而使用溶劑萃取法可以提升約一倍以上的萃油率，生產成本就降低許多（但玫瑰精油原本就很昂貴，所以產量增倍後，價格還是不算便宜）；另外，像茉莉的精質除了萃油率低，也很容易受到溫度破壞，因此大多是由溶劑萃取方式取得，以致市面上很難看到茉莉「精油」。

生產方式不同，所獲得的產品特性也會不同。像是玫瑰，用蒸餾法或是溶劑萃取法所得的物質就有所差異。蒸餾法得出的玫瑰精油，顏色是透明的，裡面含有玫瑰蠟這個成分，在室溫約攝氏 18 度時會有結晶的情況發生，也因此可以檢視自己手上的玫瑰精油，如果在冷得要下雪的天氣還是可以直接滴出，那麼合理懷疑裡面有添加其他物質[6]；玫瑰原精是透過溶劑萃取，顏色為深咖啡、深紅色，和蒸餾法相比保留更多種植物芳香分子，所以聞起來會更貼近花朵本身的氣味。

註 | 5 如「正己烷」，是從石油中提煉而出的有機溶劑，沸點在攝氏 69 度，因此在生產過程中很容易就能達到使其揮發的溫度。在化學有機溶劑中是屬於比較安全的種類。
6 玫瑰天竺葵與玫瑰草，因含有較多玫瑰精油氣味的代表來源──前者擁有香茅醇，後者擁有牻牛兒醇這個化學分子的精油，常被添加至玫瑰精油作為混淆之用。

這兩種萃取方式各有不同的特色，就像是豆腐，有傳統的板豆腐，跟現代有的嫩豆腐，製程不相同，風味、口感也不相同，很難一較高下。在購買時除了可以用氣味偏好作為選購標準，也可依用途來挑選適合的產品。以前面提到的玫瑰精油來說，如果要護膚，但本身對於化學有機溶劑又異常敏感，就不要把原精拿來使用。假設是要調香，那麼比較接近真實花朵氣味的大馬士革玫瑰原精，也許會比酸味突出一點的大馬士革玫瑰精油來得更容易搭配。

另外，以壓榨法取得的柑橘類精油沒有經過高溫洗禮，如果用加熱的方式擴香，氣味比較容易產生變化。舉例來說，以壓榨法取得的甜橙精油，在加入擴香石沒多久後，可能會從新鮮柳丁氣味，變成用烤箱烤過的柳丁氣味。此外，在壓榨法生產過程中，可能會有果皮壓榨後的雜質無法完全過濾，且果皮部位也可能有一些不溶於水的臘質、膠質出現在精油中，造成精油看起來有點霧霧的樣子，但這是正常現象，並不影響精油的品質。

精油、純露、基底油比較表

	精油	純露	基底油
香氣	主要為植物親脂性芳香分子	主要為植物親水性芳香分子	有些許堅果、種籽氣味（少數植物油有植物芳香分子）
質地	具揮發性，類似酒精，會讓肌膚乾燥，不溶於水	和水一樣，不溶於油	不具揮發性，在皮膚停留的時間較長，有潤澤感，不溶於水
常見用法	薰香、與基底油調和成按摩油	作為化妝水護膚用、加入水裡像花草茶般飲用	與精油調和稀釋，口服保健

為什麼這次的芳療產品
味道跟之前都不一樣？

許多人開始接觸芳療是因為想追求「香香」的感覺，不過如果進到品質良好的芳療產品店家，鼻子可能會有一些些受到衝擊，發現竟然許多植物的氣味跟過去印象中的相差好多。為什麼會這樣子呢？首先，我們對於氣味的記憶來自於我們的經驗，在過去經驗中，除了直接面對植物外，我們碰到的植物氣味大部分很可能並不是真正的植物氣味。

這看起來有點像是繞口令，不過，這個意思是，市面上多數標榜特定植物氣味的產品，如玫瑰沐浴乳、薰衣草洗衣精、迷迭香洗髮精等等，大部分的香氣來源其實是人工合成的香精。現在的科技非常發達，我們可以用機器檢測出一種植物氣味的代表性芳香分子，然後用人工的方式，在實驗室裡合成複製出非常類似的芳香分子，或者是從植物精油裡面分離出特定單一的芳香分子（這種物質又被稱為單體）。聽起來很高科技而且工程浩大，的確是！那麼為什麼製造商放著原本的植物精油不用，要如此大費周章呢？

人工香精的最大特點在於「穩定」。一個產品從生產到消費者手上，會經過很長的時間，運輸、倉儲等等的條件都會影響到產品的品質與氣味。精油、純露、植物油這些天然的農產品其實都不適合長時

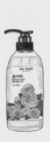
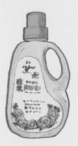

間放在高溫的環境，要不然很容易增加變質的可能。人工香精的穩定性一來讓產品生產到銷售過程的可變因子減少，二來，也許也是最重要的，消費者不會遇到「這一次商品與之前商品味道不同」的情況。這件事有點像是雞生蛋蛋生雞的邏輯，是因為生產者提供香精產品讓消費者經驗到同樣的氣味，所以認為香氣都應該是一樣的；或者因為消費者不能接受有出入的氣味，所以生產者改使用不會有變化的香精？

事實上，在整個精油生產總數量中，芳療所使用的精油是占很少數的[7]。大部分的精油被廣泛運用在化妝品、保養品、食品及藥品等產業中；但是，要把精油加入一般大量生產的產品裡也並不是一件簡單的事。比如說，我們熟悉的柑橘類精油，很常會出現在食品、香水、清潔用品裡，但柑橘類精油的主要成分「單萜烯」揮發速度快，親油脂，不溶於水相產品，這對於生產者來說就會造成很大的變數。像是剛生產時的氣味與消費者使用時的氣味會差很多，還有如果用於香水中，液體會出現雲霧狀，不是清澈的，銷售觀感不好。也因此，當他們要加入這類精油時，首先會「去萜烯」，也就是把精油中這類不穩定的成分抽取掉。處理過後的精油氣味跟原本的精油氣味會有差異，這也就是為何我前面說，我們過往在市售產品中遇到的植物氣味，大部分都不是真正的植物氣味。

另外，就算是同一個植物的精質，每一年甚至每一天都會有所不同。為什麼會這樣呢？那就得回到「精油是怎麼產生的？」這個最初的問題來回答了。

註 | 7 芳療使用的精油大概占全球精油生產總量的 5%。數據來自 Salvatore, Battaglia. 2004. The Complete Guide to Aromatherapy. p.38. Virginia, Australia: Perfect Potion.

精油本身是植物的二次代謝物，在作用上是幫助植物適應環境等而有的產物，自然成分會因環境不同而有所差異。比如說，有研究指出在天氣暖的時候，植物會產出比較多萜烯類的成分，增加下雨的機率以調節氣溫[8]，這自然會影響到氣味的變化。再來，採收植物時的狀態也會有影響，大太陽時採收與下雨時採收，所生產出來的精油、純露也會有些許不同。這些氣候因素都是無法人為控制的，所以，在精油的生產過程中，其實變數非常多。

當我們習慣人工香精的穩定（或者說一成不變時），對於精油、純露容易產生同樣的期待，但是必須要說明，每一次購買的芳療產品有一些些不同，這個是很正常的事情，就像是購買水果一樣，每年的芒果味道可能會不太相同，但我們依然能夠嚐得出這是芒果的滋味。精油、純露同樣是由這類自然植物所生產出來的東西，而芳香分子又是更細微的氣味，因此，感覺差距會比我們使用整個植物時來得更大。

另一種情況則跟我們個人的氣味感受有關。前面提到，我們的嗅覺與情緒和記憶是有連結的，有時候明明是同一瓶精油，但在擺放一陣子之後，再聞味道就不喜歡了。

這可能是因為，同樣、類似的氣味對於我們來說，意義與感受再也不一樣了。更常出現的是，過去沒有特別喜歡某種精油的味道，但突然有陣子像著迷一樣，不管什麼用途都會把這個新歡加入。這可能和我們的生活經驗與環境變動有關，特定芳香分子對我們情緒、身體的作用，會引發新的感受，也因此，對於同一個植物氣味，我們可能會產生截然不同的反應。

註｜ 8　Adam, David. "Scientists discover cloud-thickening chemicals in trees that could offer a new weapon in the fight against global warming". The Guardian.October 31, 2008.

還有一種可能是，產品真的氧化變味了。氧化的精油味道可以說會變得比較鈍、濁，甚或刺鼻。純露變質時則可能出現難聞的酸敗味，主要是出現雲霧狀的懸浮物[9]，這種變質的情況基本上我們的鼻子、肉眼都可以判斷出來，就像是剛煮好的飯是一種味道，放了半天後，氣味會有一些轉變，但還是在正常範圍內，可是等到餿掉就是另外一回事了。

一般來說，精油使用完，轉緊瓶蓋放在避光陰涼處，可有效延長精油良好的狀態。但不同種類的精油保存期限略有差異，像前面提到的柑橘類精油，大多是易揮發的單萜烯類分子，因此保存期限較短，建議大概在八、九個月內用完；常見的薰衣草、茶樹、迷迭香精油，通常在一年以內的狀態最好，最主要還是跟開關瓶蓋、接觸到空氣的頻率有關；至於檀香、玫瑰精油則越陳越香，十年都不算少見。

註 | 9 關於純露的保存與變質請參考 p.110

我真的不喜歡
這次芳療產品的味道，怎麼辦？

如果真的很難接受手上這一次的芳療產品的氣味，有幾種做法可以
參考：

若是精油，可以考慮把它跟真正薰衣草調在一起。真正薰衣草的協
同能力很強，因此大多能夠把原本較為突出的氣味軟化。如果購買
純露後剛開封發現味道怪怪的，先別急著用，在使用經驗上，純露
和精油與植物油相比，更容易受到運輸過程的影響，通常會說是
「暈機」，在固定保存環境中放個一星期到一個月再打開來聞聞看。

純露旁邊也可以擺放較具穩定性質的東西，像是薰衣草、岩蘭草精
油，甚或是水晶都有幫助。我自己使用過粉晶滾石包圍著月桂純
露，氣味會變得比較柔和。當然，如果純露剛蒸餾出來，芳香分子
比較活躍，通常擺放 2 ～ 3 個月後，氣味也會穩定下來。

此外，如果覺得植物油的氣味不能接受，就把它跟其他味道較淡的
油（像是荷荷芭油）調在一起使用吧！

精油
可以直接抹在皮膚上嗎？

也許很多人對於精油的印象，來自於聽說過薰衣草、茶樹精油能直接塗抹肌膚，因此覺得精油都可以直接塗抹肌膚。不過，這在芳療中並不是常見的使用方式喔！通常我們要使用精油接觸皮膚，會先將精油與植物油調和稀釋後再塗抹。多了這一道手續，有些人覺得好麻煩，但是從精油特質來看，這卻是保障使用安全的最好方式。

為什麼呢？因為精油雖然看起來小小一罐不太起眼，但它是由大量的植物芳香部位經壓榨、蒸餾等萃取方式取得的高濃縮產品，又具有揮發的特性，如果直接使用在皮膚上，容易造成刺激，長期使用也會讓皮膚變得乾燥、脆弱。

講「高濃縮」三個字有時比較沒有感覺，這裡舉一個具體的例子：以萃油率在精油界中算翹楚的檸檬精油來說，在工廠生產時，要有 200 公斤的檸檬果實才能壓榨得到 1 公升的檸檬精油。平均下來，大概 1 顆檸檬（約 66 克）可以產出 10 滴檸檬精油；若是自己在家榨檸檬汁，則大概要 150 顆檸檬才可以分離出 1 毫升的檸檬精油。

檸檬是萃油率高的極端，另一端萃油率超級低的精油，可就是完全不同的情況了。比如說大馬士革玫瑰，1 滴精油大概是 150 朵玫瑰才能生產出來，那可是好大一束花呢！在我們日常生活中，不會長期、頻繁的去接觸到這麼大量的植物，想像每天都有 150 朵玫瑰包圍著自己，雖然幸福但也會暈陶陶的呢！直接使用這樣高濃度的物質，容易造成身體代謝的負擔，

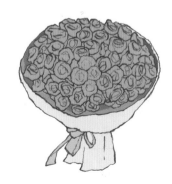

挑戰身體對於大量物質的耐受度。也許用一次兩次感受不到影響，但是長期下來，身體的代謝都在加班的狀態，等到哪一天罷工，就是全面性的崩盤了。

平常我們可能只會接觸到幾片九層塔葉[1]，或者一點點肉桂粉，裡面既有的刺激物質很微量，因此不會產生太大影響，但當把精油這種大量植物濃縮萃取出的精華直接用於皮膚上，就會造成皮膚刺激。除了上述的兩個精油，另外像是丁香、野馬鬱蘭[2]就是出了名會刺激皮膚的精油，它們在未經稀釋的狀態下觸碰到肌膚是會產生痛楚的。如果接觸到這些精油但肌膚沒有出現紅、痛的情況，可以合理推估產品有經過植物油稀釋、與其他精油調和，或者精油本身經過人工化學調整。

另外，柑橘類的精油，像是檸檬、佛手柑、葡萄柚等，含有讓皮膚對於光線更加敏感的物質呋喃香豆素，如果使用在皮膚上濃度太高，照射到陽光（日光燈倒不用擔心），皮膚可能會出現紅腫癢的過敏情況，一般人則會加速黑色素的變化。不過也不用太感到恐懼，如果我們稀釋到比較低的濃度，加上是在夜間使用，或者塗抹在不會直接照射到陽光的皮膚部位，其實不用太擔心會有光敏性的問題發生；薰香則完全不會對肌膚系統產生影響。

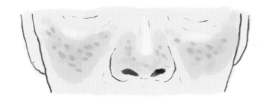

皮膚對陽光產生過敏時，會出現紅、腫、癢、發疹等情況

註 | 1 在芳療中常被稱為「熱帶羅勒」。
2 也就是義大利菜中重要的香料「奧勒岡」，有些廠商會稱之為「牛至」。關於野馬鬱蘭與其他常見混淆精油的比較可參考 p.83

因此，如果要把佛手柑精油調成按摩油、加入保養品中使用，會接觸肌膚的話，建議選擇把光敏性成分移除的「無光敏佛手柑」；而若要薰香使用或針對情緒紓緩，建議使用原本的佛手柑。

佛手柑精油是柑橘類精油裡光敏性最強的，建議濃度在 0.5% 以下，其他像是檸檬、甜橙等，大概在 1% 左右都算安全。可是假設原本皮膚對於光線就會過敏，出門在外都要包緊緊的，那柑橘類精油建議還是不要在白天使用，或者薰香即可。

再來，精油同時是具有揮發性的物質，每天使用純精油塗抹肌膚，就像是每天在肌膚上噴灑酒精一樣，持續把皮膚表層水分帶走，肌膚自然會越來越乾燥而脆弱！這時我們可將精油與能滋養皮膚的植物油調和，一來可利用植物油在肌膚上停留時間較久的特性，包覆住精油讓芳香分子可以更完整滲透到真皮層；二來，精油不會快速揮發，帶走肌膚水分，而且植物油本身對於皮膚細胞有滋養作用，這樣對於肌膚保養是一舉兩得。

使用精油塗抹在肌膚上，應該是為了讓我們越來越健康，如果養成長期直接塗抹純精油的習慣，反而讓肌膚越來越脆弱敏感，是本末倒置的做法。

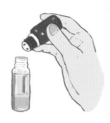

那麼，我們該如何稀釋精油到植物油中？怎麼決定要調多少濃度？又該如何操作呢？首先，精油稀釋的濃度會依使用的部位而有所不同，一般用於嬌嫩的皮膚部位（如臉部、私密

處，甚或嬰幼兒[3]、皮膚過敏等），精油濃度建議 1 ～ 3%。
嬰幼兒及長者，考慮到肌膚耐受度還有身體代謝機能，精油
濃度建議在 1% 以下。身體其他部位依用途不同，可調 3 ～
10%，大部分會用 5% 的濃度。

大原則來說，精油濃度越低，越是作用在心靈層面；濃度越
高，越是強調身體層次的幫助。例如在處理運動完的肌肉痠
痛時，我調的精油濃度可能會是 8 ～ 10%，如果是做完超高
強度的運動，甚至可能會用到 20% 的濃度。當然，這樣的濃
度是以不刺激皮膚為前提。

確定精油濃度後，再來是調配濃度的計算方式。我們如何知
道要加多少精油到植物油裡呢？通常會先確定要調配出多少
毫升的按摩油[4]（大部分的容器會標明容量），再乘上預定要
調配的濃度，這樣乘出來會得到要加入多少毫升的精油。

就像做料理時，首先要知道有多少食材，才能夠決定要加入
多少咖哩塊。不過由於我們在家中並不好測量精油的毫升量，
少量的容量用肉眼判定也容易產生誤差，因此有一個方便轉

039

註｜ 3 1 歲以下嬰幼兒，不建議使用精油稀釋後塗抹肌膚，但可以使用精油薰香；1~3
歲嬰幼兒，建議有特定情況時才使用 1% 精油濃度塗抹；3~6 歲幼童，若平日有需
求可使用 1% 精油濃度進行日常保養，特定情況使用 3% 精油濃度。別忘了，芳療
中還有純露這個溫和的好幫手，對於嬌嫩的嬰幼兒來說，會是使用起來更無顧慮
的選擇。
4 如果不知道怎麼決定今天要調多少油，通常小面積使用（如滾珠、臉部保養），
建議一次調配 10 ～ 15 毫升；較大面積使用（如腿部、腹部保養）則可一次調
15 ～ 30 毫升；全身使用則建議一次調 50 毫升。我們以大概 3 個月能用完的量去
調配，一來讓自己用新鮮的按摩油，二來也減少因為氣味膩，降低使用頻率的
情況。可以的話，寧願先調少一點，若是發現很快就用完了，再用這樣的使用時
間為基礎，去調配出 3 個月的用量。

換的公式可以用來計算：1毫升約等於20滴精油[5]。這樣，計算需要加入多少滴精油到植物油中調和濃度，就比較好操作了。舉例來說，如果要調出30毫升的臉部按摩油，希望是3%的濃度，計算的方式如下：

30（按摩油容量／毫升）＊ 0.03（3% 濃度）＊ 20（滴）
=18(要滴入的精油總滴數）

經驗上大家看到數字都會有點害怕，上述公式其實就跟黑色星期五大折扣時，買國外東西會計算省了多少台幣是一樣的。只要有用外幣買過東西，基本上這個公式都不會難倒你的。再加上都是乘法，順序調換也不影響結果，所以，請先稍稍放下對於數字的恐懼，拿起計算機，按下數字就可以了！上面的公式意味著，我們的目標如果是要調出30毫升的按摩油，精油濃度希望是3%，這樣裡面精油需要0.9毫升(30*0.03)。而1毫升如果是20滴，0.9毫升就會是18滴(20*0.9)。

如果還是有點轉不過來的話，這裡提供另一種理解的方式：1毫升大概是20滴的油，如果要調30毫升的按摩油，那麼總共會有20*30=600滴的油，600滴裡要有3%是精油，於是600（按摩油滴數）*0.03（3% 濃度）=18，也就導出「加入18滴精油進30毫升的油中，就是3%的按摩油」。

30(按摩油容量／毫升）＊ 20（滴）＊ 0.03(3% 濃度）
=18(要滴入的精油總滴數）

調5%濃度的按摩油比較好記，因為0.05（濃度）*20（滴）剛好等於1，所以，當要調5%濃度的按摩油時，按摩油總共

註｜5 每間精油供應商的精油滴頭大小不一，建議使用前先與供應商確認1毫升大概
的精油滴數。

有幾毫升，我們就加入幾滴精油。30*0.05*20=30，也就是說，如果今天要調 30 毫升的按摩油，但精油濃度要是 5%，我們就會需要 30 滴精油。

計算濃度還有一種取巧的方式，由於 5% 的濃度是多少毫升按摩油就加多少滴精油，因此我們再將滴數除以五，就能得到 1% 的精油滴數，再去乘上需要的濃度數即可。

30（按摩油容量／毫升）的 5% 濃度就是加入 30 滴精油。如果要調成 3% 的濃度

$$30（滴）÷ 5 = 6（1\% \textbf{ 要滴入的數量}）$$
$$6 * 3 = 18（滴）（3\% \textbf{ 要滴入的數量}）$$

一樣可以得出 18 滴精油。這邊講的滴數都是總滴數，今天要加一種精油或是五種精油，都是由總滴數去分配[6]。

以上提供的濃度建議，是大部分的適用情況，每一種精油對於不同人的影響是會有些許差異的。比如說，雖然比較少資料提到廣藿香對於皮膚的刺激性，但我自己使用上，只要廣藿香濃度高一些（超過 2%），我的皮膚就會發紅。

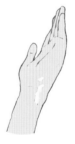

使用新的精油前，可先稀釋塗抹在手肘內側進行過敏測試

註｜6 如何分配各種精油的滴數可參考 p.48 的配方設計說明。

另外，每個人會過敏的物質也不同，我看過對薰衣草過敏的案例，也有個案是對修護過敏肌效果極好的金盞花浸泡油過敏。那麼，要如何知道精油對自己的安全度呢？除了參考眾多芳療書籍資料及愛香者的分享，我們不必有神農氏嚐百草的精神，有比較安全的測試方法可以使用。

將精油稀釋到 3% 濃度塗抹在手肘內側做小範圍的測試，24 小時內沒有出現紅腫癢等刺激、過敏反應，再把它加入日常使用的行列。並不是所有天然的東西就都是安全的，有很多天然菇類一吃就會斃命。重要的是，我們對於自己使用的東西要有充分的了解，清楚它的特性為何，就能在安全範圍內做出各種應用。

此外，在急症時，我們的確會把一些比較不會產生刺激的精油[7]大概取一滴直接塗抹肌膚，比如說最前面提到的薰衣草、茶樹。像廚房中有時會出現一些小燙傷、切傷，使用真正薰衣草精油直接塗抹患處，很快就能恢復；而茶樹最出名的大概就是處理痘痘了！但以我個人經驗來說，茶樹不一定總是有效，還是要回到痘痘產生的原因去挑選適合的產品，這樣幫助會更大。

註｜7 我個人的使用經驗中，有直接使用過但沒有產生刺激的精油有：薰衣草（被鍋蓋燙傷、小小的切到手指頭）、茶樹（痘痘，但不總是有用）、檸檬（止血）、乳香（一直有湯湯水水的痘痘）、永久花（瘀傷）、大西洋雪松（感覺快要感冒的時候塗在腳底、尾椎）。

精油可以吃嗎？

和「精油可以直接塗抹肌膚嗎？」像雙胞胎般常同時出現的問題就是「精油是否可以吃？」我們得回到精油這個產品本身的特質：高濃縮。偶爾使用高濃縮的產品，對身體來說就像是加班趕報告一樣，偶爾為之或許沒事，休息個幾天就能恢復平衡，但如果把一兩天沒事當成常態使用的藉口，想像自己每天工作 18 小時連續 3 個月吧！當身體跟你請辭的時候，也是你與世長辭的時候。

口服精油的時候，身體利用精油的方式會是經過消化道，在大部分情況下，精油調成按摩油塗抹肌膚，會給予更直接的支持；加上精油是高濃縮的物質，實際上使用會需要依個人情況去決定需要的精油量，並且絕非直接口服、滴入舌下、加入水中，而是做成膠囊形態、加入蜂蜜、植物油中使用。也就是說，口服精油並非是一種居家個人日常隨意操作的方式。

此外，精油本身的物質可能會與我們使用的其他物質產生不好的反應。比如說聖約翰草，如果是口服的方式，吸收的物質會與抗憂鬱的藥劑產生交互作用，一來可能造成身體無法代謝，二來可能讓藥劑效果加倍或失效，這都不是在使用藥劑時所樂見的。

也因為如此，在英國的芳療體系中，口服精油是完全被禁止的行為。不過，在法國的芳療系統裡，的確有口服精油的使用方式，但大多是由自然療法醫師所開立出來的處方，在短時間內（3 天）高濃度（20% 以上）密集使用，以紓緩緊急的症狀。如果今天使用芳療是為了療癒身心，而不是增加身體負擔，在不清楚精油對於身體的影響前，不建議做這樣對身體有較高風險的行為。

那麼，法國的芳療使用方式會用什麼樣的精油來口服呢？會選擇確認植物來源安全，沒有農藥、重金屬殘留問題，加上生產過程也沒有人工化學調整或破壞，符合以上條件的精油。也就是說，確保這個精油完全是從無汙染的植物萃取出來的未調整產品。通常找「瓶身上」有「有機認證」標章的產品會是比較方便的做法[8]。

不過還是要提醒，擴香時，我們不喜歡味道或是出現不良反應，停用就好；塗抹在皮膚上出現不適的情況，可以用植物油稀釋減低反應或者停用，但是當你把精油吃進去身體裡時，造成的影響卻是不可逆的，如果有不在預期內的作用是無法喊卡停止的。因此，這樣的使用方式，更需要被謹慎對待。它建立在對於精油的了解、對於自己身體的了解、還有對於產品品質的了解。若有任何環節沒有把握，都不建議這樣長期使用。

註 | 8 關於「瓶身上」有機認證標章的重要性，請參考第 p.17-20

可以直接在手上調和嗎？

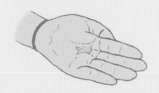

有許多人知道精油長期直接接觸皮膚並不好，但可能對於調油覺得麻煩，或者認為自己沒有適當的工具，所以習慣直接將植物油與精油在手上調和使用。這樣的確有達到稀釋的作用，不過，我們卻很難掌握到每次使用的精油濃度。如果有效，下一次比較難成功複製；如果沒有效，也沒有基準去調整比例。

而且，在手心調配精油濃度會容易高於安全範圍，手心的油量可能才幾滴，再加入 1 滴精油（也就是超過 10% 的濃度）常態使用，很容易造成肌膚負擔；而且要一隻手捧著植物油，另一隻手操作各個精油瓶，如果是用在臉部，也許調一次就可以，但若要比較大面積的按摩，那麼油可能會從指縫間流出，或者要調許多次才能按摩完全身。比較適當的做法，還是找一個知道容量的容器來裝油，然後依比例加入適當的精油量來使用。

精油可以加到
蘆薈膠、乳液裡嗎？

蘆薈膠本身是水相的產品，精油不溶於水，所以將精油加入蘆薈膠
之後（或加入其他水相的保養品，如化妝水、萃取液、精華液等），
並不會像精油加入植物油那般均勻分散而達到稀釋的作用。

蘆薈膠本身稠性較高，可以透過攪拌的方式讓精油平均且穩定的分
散在其中。但如果要將精油加入蘆薈膠，一定要充分攪拌均勻，以
避免精油分散不均而造成肌膚刺激；或者你可以先將精油加入一些
植物油中，再跟蘆薈膠攪拌在一起，如同打蛋一樣，變成像是乳液
的質地[9]。

至於將精油加入乳液，因為乳液本身比較稠，所以也是要透過攪拌
才能讓精油均勻分散，建議使用成分較單純的乳液，如無香乳液，
以避免乳液本身成分與精油產生化學反應，反而對肌膚有不好的影
響，失去護膚的效果。

此外需要留意的是，有些乳液訴求清爽，因此油脂成分很低，搖晃
起來質地像水一樣可以流動，這樣的乳液對於精油來說無法均勻稀
釋，加入精油後使用容易出現刺激情況。在不清楚產品特性前，還
是不太建議自行將精油加入市售保養品中。

註│ 9 這又稱為「油膠」，植物油與蘆薈膠的比例大概是 1：3～5，也就是 1 份的植物
油搭配 3~5 份的蘆薈膠攪拌均勻使用。可依質地需求調整蘆薈膠的多寡。

精油調配表

總容量 ＊ 精油濃度 ＊ 20 ＝ 加入的精油總滴數

常用調配濃度的精油滴數：

10 毫升 5% 濃度身體用油：加入 10 滴精油
（以此為基礎可計算出各種濃度與毫升需要的精油）

10 毫升 1% 濃度身體用油：加入 2 滴精油 （10 / 5 = 2）
10 毫升 3% 濃度身體用油：加入 6 滴精油 （10 / 5 = 2，2 * 3 = 6）
30 毫升 5% 濃度身體用油：加入 30 滴精油（10 * 3 = 30）

總容量	1% 精油濃度	3% 精油濃度	5% 精油濃度
5mL	1 滴精油	3 滴精油	5 滴精油
10mL	2 滴精油	6 滴精油	10 滴精油
15mL	3 滴精油	9 滴精油	15 滴精油
30mL	6 滴精油	18 滴精油	30 滴精油

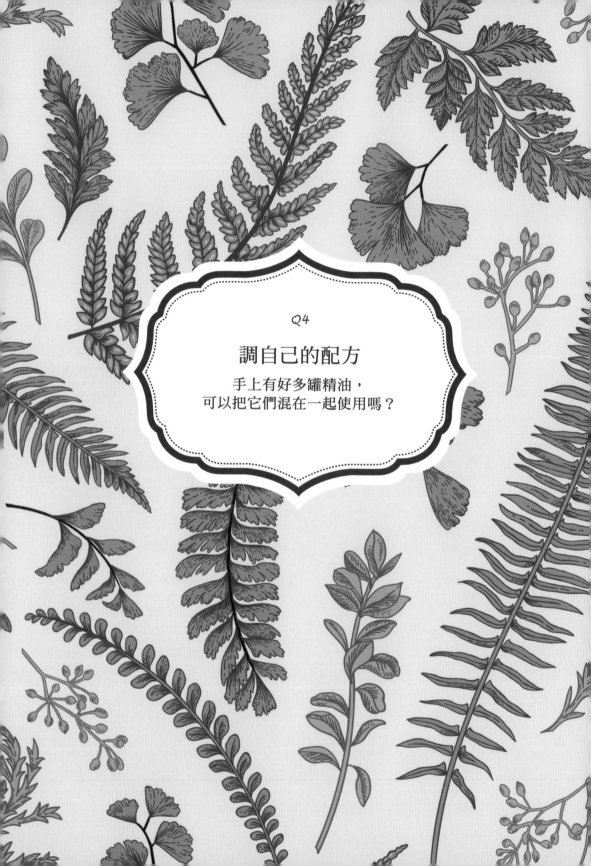

Q4

調自己的配方

手上有好多罐精油，
可以把它們混在一起使用嗎？

接觸芳療時，總是會需要購買一些芳療產品，其中又可以分成兩大類：單方或複方。單方意思是只有單一種植物的產品，像是真正薰衣草精油、荷荷芭油、橙花純露；複方指的是多種植物混合在一起的產品，一隻複方精油裡面會有不同精油混搭，可營造有層次感的獨特氣味，或者是為了特定作用而設計出來的配方；同樣的，也會有複方植物油與複方純露。

購買單方或複方產品的差異，就像是過年去市場買菜自己煮或選擇訂現成年菜再加熱。購買單方產品可以自行搭配出不同的配方，而複方產品使用起來方便，且價格通常比買齊複方裡面所有成分的產品價格來得低，不過變化性相對也就比較少。

假設一支幫助放鬆的複方精油裡，有薰衣草、佛手柑、天竺葵、甜馬鬱蘭等成分，今天若是購買這四支單方精油，那麼除了幫助放鬆，消化不良時可考慮使用佛手柑＋薰衣草調成按摩油塗抹腹部，經痛時可用薰衣草＋天竺葵＋甜馬鬱蘭塗抹下腹部，薰衣草精油加上天竺葵精油雖然簡單，但也是效果很好的護膚配方。

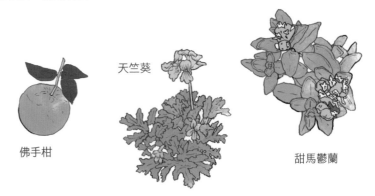

天竺葵

佛手柑

甜馬鬱蘭

當然，我們可以把這個複方精油運用在上述三種方向，不過使用者獲得的，就是同一種味道。也因為這樣，有許多複方產品的使用者用久了，漸漸會想購買單方產品自行搭配。但

是面對一支支不是那麼熟悉的精油，就像是剛進廚房的人，蔥跟蒜都分不清，要做料理、自行搭配使用，實在是有些障礙。這時候，可能就會借助許多現成的配方（像是食譜的概念）。

我在剛接觸芳療的時候，除了薰衣草、迷迭香、葡萄柚這種很基本款，算是精油界中牛仔褲一樣的精油外，因為沒有時間認識一支支精油，不知道該怎麼搭配，所以都習慣買「套裝」。看看廠商對於複方精油的介紹，還有網路上眾多芳療愛好者的分享，去揣測與嘗試這一隻複方是否適合自己。但久了，又會覺得複方的味道一瓶就是單一種，又因為不認識裡面的各種精油，所以也不知道該怎麼變化，於是再一次回到變化性較高的單方精油懷抱中。

不過，由於不知道調配的原則，都還是會找配方來搭配。這時我又陷入另外一種迷思，配方中缺少了什麼就去買齊，長期下來，手上又多了許多其實不知道該怎麼用的瓶瓶罐罐。想起來，這也就是把複方的原料自己買起來組合，並沒有真的應用到什麼。而且，在沒有認識配方設計的原理下，如果一個配方沒有達到希望的作用，也不知該如何修改，更不知道要怎麼挑選適合自己的配方。

調製配方兩大原則：作用屬性與氣味分配

其實如果認識自己的需求和手上既有的東西，再掌握兩個搭配的原則：「作用屬性」與「氣味分配」，就可以簡單創造出屬於自己的配方。

如果有人問我，想放鬆該用什麼配方，我會先問對方手上有哪些產品，因為也許既有的素材就能夠組合出很棒的結果，或者只要再搭配一兩項新產品，就能達到很全面的幫助。提到搭配的原則，首先我們要設定這次調配的目的，再挑選出相應作用屬性的單方產品。

認識自己的主要需求很重要，網路上有很多人分享使用芳療的經驗，同樣一個助眠，可能就有上百種配方。一來，這表示沒有一種配方是所有人用都會有效的，二來，這代表每一種配方背後都有不一樣的設計邏輯，或者說，成功的原因是不一樣的，因為失眠的種類也有很多種[1]。因為心情低落睡不好，與用腦過度睡不好，成因不同，解決方案可能也會不一樣。了解自己的需求，就算不是自己設計配方，在挑選複方產品或配方選項時，都可幫助自己更有效率的找到適合選項。

在確認需求與找出對應作用屬性的單方產品後，也許會發現手上有的產品已經有四、五種都可以滿足需求，那就已經很足夠。當然，精油也跟衣櫃裡的衣服一樣，永遠會覺得少一個／件。如果覺得需要採買，那麼通常我會再評估精油的適用性，是只滿足這一個配方，或者可以有更多應用？每一種植物都有其特別之處，但是在應用上也會有重疊的地方，比

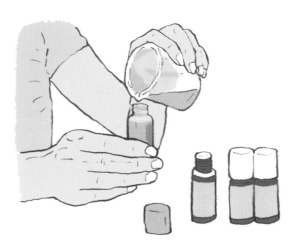

調配按摩油很簡單，先倒入植物油，再滴入精油即可

註 | 1 關於睡眠障礙的芳療運用，請參考第 p.140 睡眠障礙的芳療選項。

如說消化不好，可以用薄荷、迷迭香、月桂等，不過胡椒薄荷的涼感算是較具不可取代性，迷迭香幫助記憶的效果特別有名，月桂又可以加強淋巴循環。這些差異的地方，哪些是自己比較有可能用到的？請依這樣的情況去挑選。

再來，就是氣味分配。作用方向固然重要，但是芳香療法的特色，就在於從氣味上也能調整身心狀態，因此，在作用與氣味中間取得平衡也是一門藝術。精油分子有分大小，揮發速度快慢不同，依據這樣的特性，又可以把精油氣味分為三種：前調、中調、後調（或被稱底調）。我們可以把這三類氣味想成是合唱團中的高音部、中音部與低音部，豐富的音律因為三個音部疊合在一起而顯得更有層次，氣味也是如此。單聞一種味道，我們的鼻子還有身體可能很快就會習慣，可是如果有不同氣味交織在一起，甚至隨時間有不同層次的氣味出現，就會覺得更加飽滿。

前調類的精油氣味輕盈明亮，像是檸檬、甜橙、佛手柑、茶樹、綠花白千層、薄荷等；中調類的氣味比較持平悠長，薰衣草、甜馬鬱蘭、天竺葵、花梨木、黑雲杉等就屬此類；至於後調類的氣味則是沉厚濃郁，常見的像是檀香、岩蘭草、廣藿香、大西洋雪松、岩玫瑰、苦橙葉，以及花朵類的精油如玫瑰、茉莉、橙花、依蘭等氣味十分飽滿持久，都可以算是後調。

安全牌的配法，是前調：中調：後調以 3：2：1 的比例下去搭配。有幾種後調，就搭配幾種中調，整個氣味結構會比較平衡。如果覺得有點難記，那麼最簡單的搭配方式有兩種：味道重的少一點，味道淡的多一些；另一種則是喜歡的多一點，沒那麼喜歡的少一些。

除了以香氣調性來安排，同類屬性的搭配起來也不太會出錯，像是柑橘類的混合在一起，就都是很輕盈愉快的感覺，但可能缺點是氣味延續性比較差；樹木類的混合在一起就很有清

新感，假設再加上前、中、後調的設計，就會出現仿若在森林漫步的氣味感受。

如果今天調配的是按摩油，那麼精油分配還要考慮到對於皮膚的刺激還有身體的影響。丁香、肉桂、野馬鬱蘭皮膚刺激度高，比例不要占太多；艾草、鼠尾草有神經毒性，比例也不要太高。

前面講的都是精油的混搭，純露跟植物油其實也是一樣，先確認自己的需求，再挑選相應的產品，不同純露可以彼此混合，不同植物油也可以彼此混合，就像調餃子沾醬一樣，醬油、醋、香油可以隨意加。至於純露要與植物油或純露與精油混合，那就比較不建議了，因為原本屬性就是無法彼此均勻混合，會需要界面活性劑才能將兩者好好結合在一起。

純露的混搭就比較沒有前中後調的考量，主要還是依「需求」量身打造，不過，像是沉香醇百里香本身帶有一些花香調，所以如果加一點在玫瑰、茉莉等純露中，氣味會融合得滿好的；而菩提很多人覺得有奶茶香，跟玫瑰搭在一起，就像在喝玫瑰奶茶一樣。就我個人使用經驗來說，覺得胡椒薄荷、藍膠尤加利、月桂以 3：2：1 的比例加入水中也很好喝，是口感清爽的花草茶。

至於植物油的混搭，大部分是以「質地」還有「保存」為考量，有些油（如伊諾菲倫油、小麥胚芽油）質地比較濃稠，如果用在全身按摩可能比較不好推勻，這時就可以加入延展性比較好的油，像是甜杏仁、杏桃核、橄欖油等；而玫瑰果、覆盆莓籽、黑莓籽、月見草、琉璃苣這類高效能的油，如果要塗抹肌膚，也可以先與荷荷芭油調和在一起，以延長保存的時間。再來，有一些油的味道很重，像是昆士蘭堅果油、摩洛哥堅果油、椰子油、伊諾菲倫油、月見草、琉璃苣等，如果要跟精油調成按摩油，可能會蓋過精油的味道，那麼也可以把它跟氣味較淡的植物油調和在一起使用。

學習設計配方：
以肌肉痠痛配方設計為例

想要紓緩運動完的肌肉痠痛，設計配方前我會先檢視手邊精油，其中挑選出：廣藿香（幫助循環）、月桂（加強淋巴代謝）、檸檬香茅（紓緩肌肉痠痛）、依蘭（解痛鎮定）、甜馬鬱蘭（擴張微血管、解痛、疏通）。

因為是一般運動完紓緩肌肉還有幫助乳酸代謝，因此使用幫助循環及血液流通的精油；如果是長期疼痛，可能會使用效果更強的精油如冬青白珠樹、薑、樟腦迷迭香等。

以調配 30 毫升 5% 的身體按摩油來說（精油濃度調配方式，請參考 p.40-41），要加入 30 滴精油，就前面的算式來說，5 種精油去分配 30 滴，平均每種精油大概加 6 滴。

由於我皮膚對於廣藿香特別敏感，所以我不會加太多，且又習慣在晚上做運動，因此這個按摩油會在晚上使用，於是具提振效果的月桂還有檸檬香茅，就不會占太多比例；相對的，原本也有放鬆屬性的甜馬鬱蘭及依蘭，就會是整個配方的主角，這部分是「功能取向」的考量。

就「氣味取向」來說，廣藿香、依蘭屬於底調類精油，因此會需要一定的數量，支撐整體香味。檸檬香茅是比較突出的氣味，所以用量也會相對少一些，而我特別喜歡月桂和甜馬鬱蘭的氣味，所以

滴數分配會有喜愛度加權。綜合兩方面之後,我調出來的滴數分配
會是:廣藿香 6、月桂 5、檸檬香茅 3、依蘭 4、甜馬鬱蘭 12。

這個分配沒有標準答案,每個人對於功能還有氣味的取向偏重都不
一樣,這裡提供的是我平常在調油時的思路給大家參考。

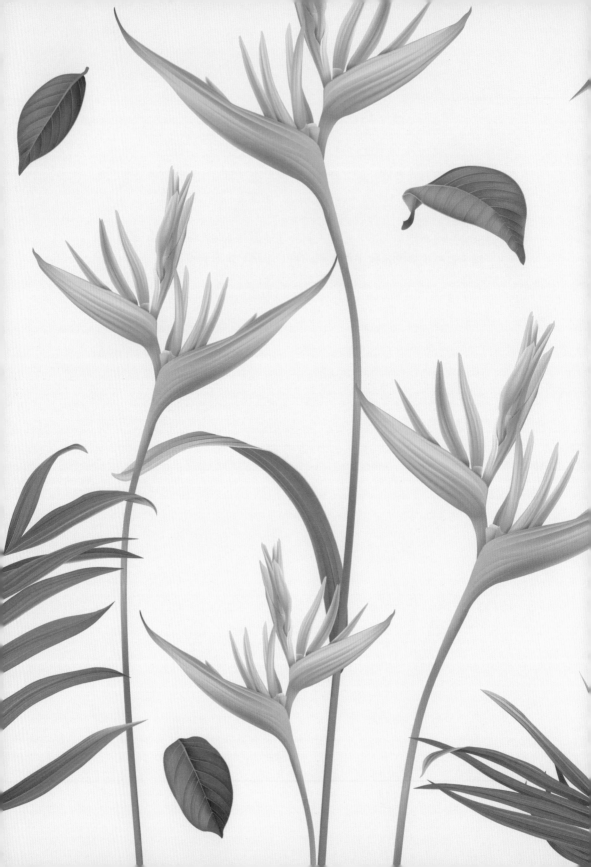

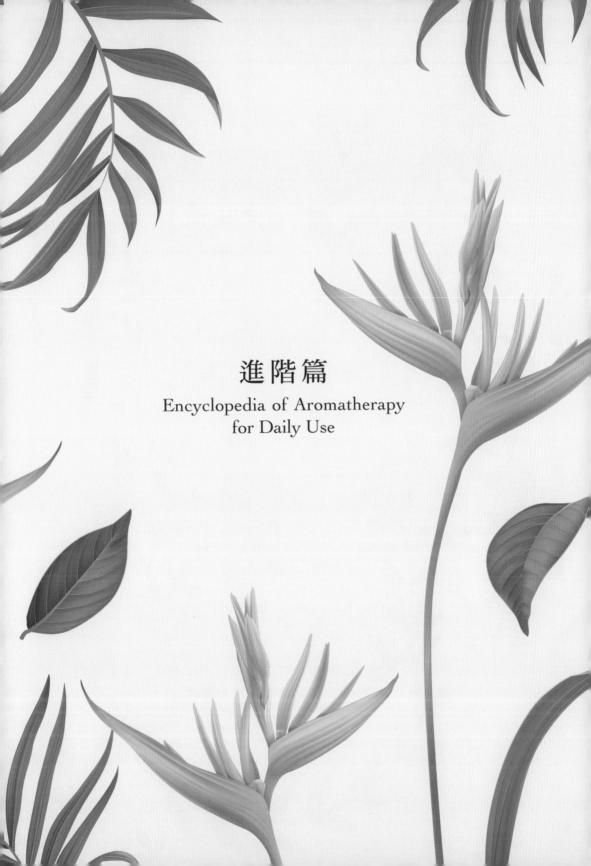

進階篇

Encyclopedia of Aromatherapy
for Daily Use

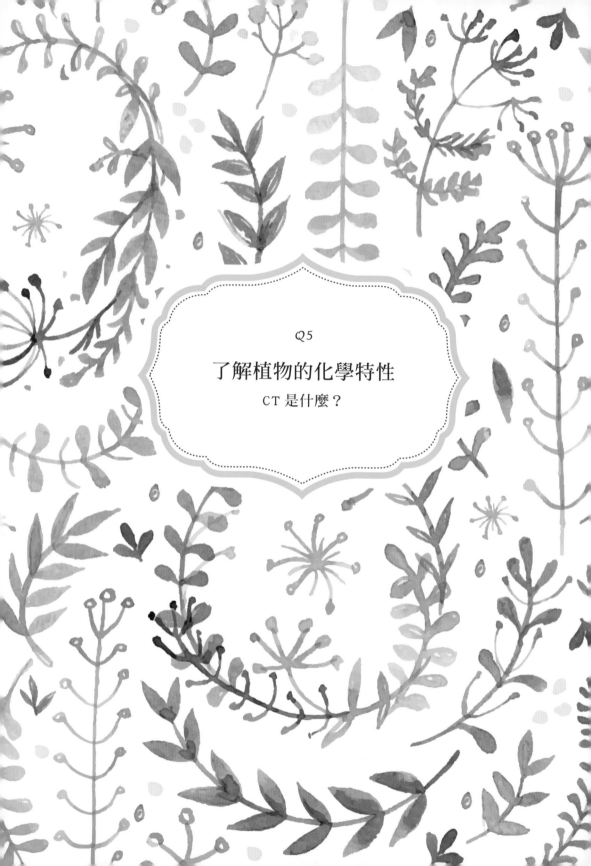

Q5

了解植物的化學特性

CT 是什麼？

CT 是 Chemotype（化學型）的英文縮寫。有些植物精油的拉丁學名後會有 ct. 的縮寫，代表這個植物在植物學來說是同一種，但是精油的化學類型是不一樣的。

通常在中文裡，我們會把化學型擺在植物名稱前面來稱呼，用來表示這個植物精油中有某一種化學分子特別突出。就像香菇貢丸和芋頭貢丸，都是貢丸，但是兩者突出的成分不同。比如說「桉油醇」迷迭香，指的就是這個迷迭香精油中的「桉油醇」化學分子比較多。

為什麼會有這種情況呢？前面有講到，植物的芳香分子會受到氣候、環境影響而有所不同，每一年甚至是不同天採收的植物，所製造出來的芳療產品氣味上可能就會有些差異，而化學型就是這樣的特性長期發展出來的差異化。

同一種植物因為長時間生長在不同區域，遭遇到不同的氣溫、雨量、日照等因素影響，芳香分子的化學比例可能會產生顯著的差異。

因為生長區域造成的差異，不僅在氣味上可能有明顯不同，作用方向也可能有些不一樣。一般來說脣形科植物很容易用插枝繁殖，分布範圍廣泛，因此生長條件差異甚大，所以出現化學型的變異機率也比較高。

就像是同一道菜隨著品嚐的人增加，在世界各地都有在烹調，口味上的變化就會差很多；印度咖哩跟日本咖哩雖然都是咖哩，但型態就差距滿大的。或者說，同樣是酸辣湯，可能也會因為地區氣候不太一樣，在口味上會偏酸或偏辣。

化學型的代表性例子 1：迷迭香與百里香

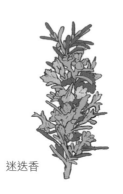

迷迭香

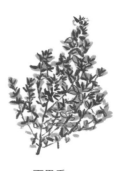

百里香

化學型的代表性例子有脣形科家族成員：迷迭香與百里香。迷迭香（*Rosmarinus officinalis*）[1]常見的化學型有三種：樟腦、桉油醇、馬鞭草酮。這三種迷迭香固然有作用相同的地方，像是幫助消化、提神醒腦、提升免疫力等，但也有各自特色。

例如在非洲的迷迭香所產出的精油中，1,8-桉油醇這種化學分子佔比較高，被稱為「桉油醇迷迭香」（*Rosmarinus officinalis* ct. cineole）。也是芳療中最常見的迷迭香。如果沒有特別標示出是哪一種化學型，比較高的機率是指這種迷迭香。迷迭香可幫助消化、提神醒腦、幫助記憶、紓緩痠痛、暢通呼吸、緊緻控油、殺菌清潔，桉油醇迷迭香也都具備，算是迷迭香的基本款。如果不知道該選哪一種迷迭香，選它不會錯。

在西班牙與克羅埃西亞生長的迷迭香，則是樟腦及龍腦的成分較多，我們叫它「樟腦迷迭香」（*Rosmarinus officinalis*

註 | 1 近期透過 DNA 排序鑑定，迷迭香證實為鼠尾草家族的成員之一，正確的學名應該是 *Salvia rosmarinus*，但本書仍以過去常見的拉丁學名 *Rosmarinus officinalis* 稱呼。

ct. camphor），除了迷迭香的基本配備，它疏通能力比桉油醇迷迭香來得強，常常用於較嚴重的肌肉痠痛、神經痛及抽筋，特別適合用於消除肝腎的刺激，以及較嚴重的呼吸道阻塞情況。但由於含有較多樟腦這種比較刺激的酮類，不建議給體弱長輩、嬰幼兒以及孕婦使用。

位於南法、科西嘉島的迷迭香，富含馬鞭草酮，則被稱之「馬鞭草酮迷迭香」（*Rosmarinus officinalis* ct. verbenone）。馬鞭草酮是在酮類家族中，很難得的，溫和的酮類分子（另一個溫和酮類是永花久中的義大利酮），這種化學分子有良好的再生能力，美白、淡斑、祛疤、更新等讓人肌膚升級的作用很突出，是想要讓肌膚煥然一新時，不可錯過的絕佳選擇。

另外也可以控油、抗菌，如果是有痘疤的痘痘肌特別適合，對於祛痰也很有幫助。還有許多人會把馬鞭草酮迷迭香列入養肝用油之中，幫助身體除舊佈新。

百里香（*Thymus vulgaris*）的化學型就更多了，主要大概有四種：百里酚、沉香醇、側柏醇、牻牛兒醇[2]。百里香原本就是能夠激勵身體免疫[3]、殺菌、對抗病毒、幫助消化的精油。其中，「百里酚百里香」（*Thymus vulgaris* ct. thymol）有很強的抗感染作用，但也對皮膚比較容易造成刺激，在調配按摩油時要注意比例不要太高，先從 1% 開始調起，避免反而讓肌膚出現刺痛、紅腫等不適現象。如果是希望用來幫助呼吸道順暢，可以改用擴香的方式，用量建議先一、兩滴，覺得不夠再往上加。

註｜ 2 另外還有龍腦百里香，但其學名為 *Thymus satureioides*，實為另外一種百里香。特長於久病之後的補身調養，也有一說用於滋陰補陽。

3 身體的初級免疫器官之一：胸腺，英文名稱就是 thymus，也就是百里香的拉丁學名屬名。很直觀的可以聯想百里香對我們免疫系統有強大的幫助。

「沉香醇百里香」（*Thymus vulgaris* ct. linalool）相對於百里酚百里香來說就溫和許多，給小朋友使用也不用擔心刺激。雖然如此，它還是有強大的抗菌作用，尤其是對於白色念珠菌、葡萄球菌等細菌，私密處或皮膚因細菌引起的感染、發炎情況，可以優先考慮使用它。

「側柏醇百里香」（*Thymus vulgaris* ct. thujanol）可以滋補身體，也能激勵肝臟機能，還可以處理支氣管炎、陰道炎、子宮頸炎等。它有很全面性的抗感染功能，但又溫和不刺激，是旅行外出時很值得準備的一支精油，就像瑞士刀一樣應用層面廣泛。

牻牛兒醇百里香（*Thymus vulgaris* ct. geraniol）也是很溫和的百里香，特長是抗病毒，而且還有助於入眠。在身體因為感冒或免疫低下造成不舒服時，它是晚上用油的良伴，既可以提升身體免疫力，又不會提振精神到難以入睡。

化學型的代表性例子 2：甜羅勒、熱帶羅勒、神聖羅勒（*Ocimum basilicum*）

還有一個代表性的例子是「甜羅勒」（*Ocimum basilicum* ct. cineole）與「熱帶羅勒」（*Ocimum basilicum*），兩者氣味相去甚遠，讓人很容易忘記它們其實學名相同，皆是 *Ocimum basilicum*，是化學類型 CT 的差異。

甜羅勒是在歐美地區生長的羅勒，就是義大利麵青醬的原料，但它的精油味道總讓我想到水煮花生。甜羅勒的沉香醇較多，讓人沉穩，又帶有一點醚類，可以鬆綁自我制約造成的緊繃感，例如紓緩因為扛了太多責任而無法放鬆的情緒；熱帶羅勒就是我們熟知的九層塔，氣味奔放，它的醚類成分占主角位置，對於抗痙攣與抗感染有優良表現。

另外有一種羅勒——神聖羅勒（*Ocimum sanctum*），就真的不是 CT 差異了。它在印度是重要的神聖藥用植物，被用於驅邪，含有較多的丁香酚，另外有一些醚類，是激勵又迷幻的一款精油，這樣的屬性跟它的名字「神聖」羅勒相呼應。宗教的神聖性激勵我們超脫俗世的限制，又讓我們沉醉在靈性的開闊中。熱帶羅勒與神聖羅勒兩者刺激性較高，因此劑量建議低於 1%，並且不要長期使用。

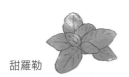

甜羅勒

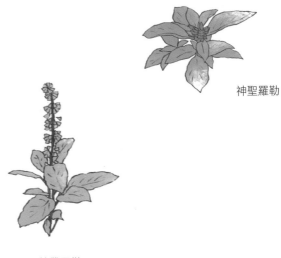

神聖羅勒

熱帶羅勒

被中文翻譯隱藏的
精油化學型

值得一提的是，因為翻譯名稱的關係，我們俗稱的羅文莎葉、樟樹還有芳樟看起來好像是不同植物，但也是化學型的關係。這三者的拉丁學名其實都是 *Cinnamomum camphora*，中文有人翻成桉油樟，不過桉油樟又有人是用來稱呼羅文莎葉[4]，所以購買時還是要留意拉丁學名。

其中，樟樹的樟腦成分最多，也被稱呼为「本樟」。羅文莎葉則以桉油醇為主，芳樟則是以沉香醇為主。如果以化學型來為這三種植物正名的話，樟樹可取名為樟腦桉油樟（*Cinnamomum camphora* ct. camphor），羅文莎葉則為桉油醇桉油樟（*Cinnamomum camphora* ct. cineole），芳樟便是沉香醇桉油樟（*Cinnamomum camphora* ct. linalool）。

雖然化學型看起來讓人覺得眼花撩亂，不過因為還是同一種植物，所以基本功能還是相同。可以想成我們習慣的手搖杯飲料店，同一種飲品無糖去冰跟全糖全冰喝起來會是很不同的感受。因此，在使用上如果能更了解自己的需求，就能更容易挑選到有效的工具。

註 | 4　還有一種植物芳香羅文莎葉（Ravensara）是馬達加斯加原生種，學名是
　　Ravensara aromatica，可能因為學名長得跟羅文莎葉（Ravintsara）有些像，所以兩
　　者有些混淆。但芳香羅文莎葉主要成分是酚類與醚類，刺激程度較高，使用上要特
　　別小心，不要將它與溫和的羅文莎葉搞混了。

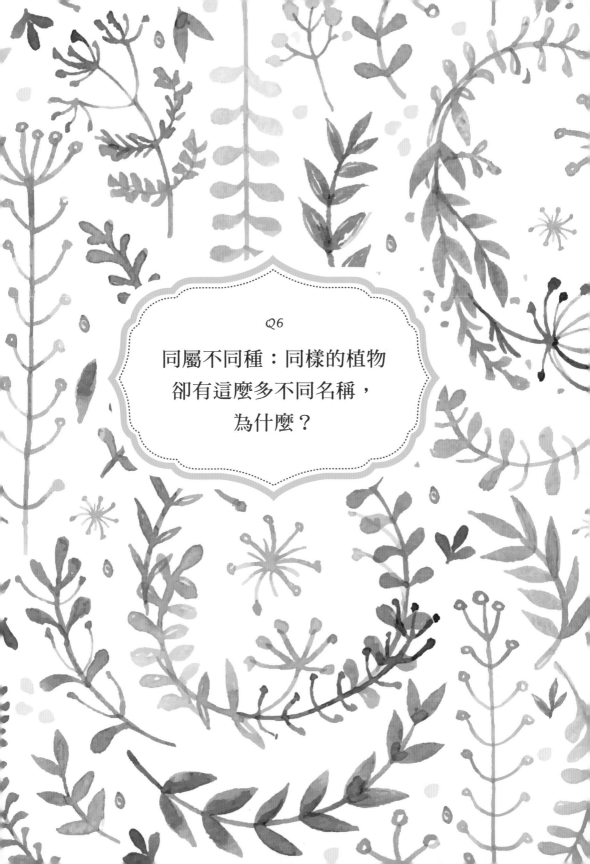

Q6

同屬不同種：同樣的植物
卻有這麼多不同名稱，
為什麼？

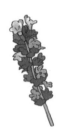
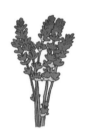
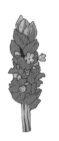
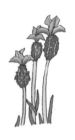

真正薰衣草　　　　穗花薰衣草　　　　醒目薰衣草　　　　頭狀薰衣草

薰衣草家族：真正薰衣草、穗花薰衣草、醒目薰衣草、頭狀薰衣草

薰衣草算是芳療中最常見的精油，許多人對於芳療的印象就是來自於薰衣草的氣味，或者它的功效。不過，在芳療中其實使用了很多種薰衣草，並不是每一種味道都跟大家印象中一樣。

在購買產品時，容易因為產品標明不清楚，而錯買不適合的精油，甚或即使標明清楚了，但因為不認識，所以不知從何下手。這些薰衣草算是近親，同屬不同種，因此有不同的拉丁學名以幫助我們辨明，這些植物其實不是同一種植物。這跟化學型那種其實是同一個植物，但因生長環境不同而造成化學分子比例不同，是不一樣的情況。

薰衣草屬下大概有三十幾種的薰衣草，其中芳療最常使用的大概就是真正薰衣草了（*Lavandula angustifolia*，或是 *Lavandula officinalis*）。它的用途非常廣泛，能消毒殺菌、鎮定安撫、修護美膚等，使用者希望透過芳療解決的問題，它幾乎都能幫得上忙。就像是家中的媽媽一樣，有什麼事情我們都習慣會先叫聲「媽～」有媽媽出馬，似乎任何問題都能有初步的改善。

真正薰衣草的特色在於協調性好，能夠將不同的氣味還有不同植物的特性統合在一起，因此我在剛開始接觸芳療時，幾乎每一罐複方精油都會加入真正薰衣草。不過也由於它非常好用、十分常見，因此常會和「普通」劃上等號。但被我們視為理所當然的，往往正是我們不可或缺的。

當我發現自己幾乎每一罐複方都離不開真正薰衣草後，又過了一段什麼不加薰衣草，甚至手上沒有薰衣草的日子。這種情節有點像是從小被媽媽保護得好好的孩子，在長大過程中，渴望離開媽媽的羽翼，體驗冒險的生活。而在闖蕩一番之後，又能以不同的層次與角度去理解、珍惜母親在自己生命中扮演的角色。現在我不會把薰衣草當成我調配方的安全牌，但也不會一味的避開它，也算是一種「見山是山，見山不是山，見山又是山」的人生體驗。

另外一種薰衣草，「穗花薰衣草」（*Lavandula latifolia*）跟真正薰衣草就很不一樣了。和我們一般印象中安撫、溫柔的薰衣草氣味不同，穗花薰衣草的氣味更為勇猛一些，這是因為它和真正薰衣草相比，含有較多的樟腦成分，另外「1,8-桉油醇」這種氣味上比較清涼的化學分子也占主要角色，因此氣味上就有很大的差異。

也由於這樣的組成分子不同，穗花薰衣草並不擅長幫助睡眠，而是在消融呼吸道黏液、皮膚細胞更生方面有比較突出的表現。我個人喜歡在白天使用穗花薰衣草，因為同樣會有一些放鬆的作用，但是不會讓人到要休息的程度，再搭配如迷迭香、歐洲冷杉、大西洋雪松，就是很棒的工作用油。

「醒目薰衣草」（*Lavandula x burnatii*）則是上述兩種薰衣草衍生出來的後代。之所以叫醒目，不是因為它能夠讓人眼睛睜大不睡覺（雖然可能有些人會出現這種反應），而是因為它長得比真正薰衣草及穗花薰衣草更為醒目。

這種品種之所以產生，是由於蜜蜂授粉時，把真正薰衣草的花粉傳到穗花薰衣草，於是產出兼有兩種植物特色的新品種。它能夠幫助放鬆，但是不會像真正薰衣草那樣催人入眠；在處理呼吸道的狀況上，它又比穗花薰衣草來得溫和一些，適合給小孩或者長者使用。現在授粉的工作已經由人工取代，培育出許多種不同的醒目薰衣草。

一般印象裡成片整齊壯觀的薰衣草田，大多是醒目薰衣草。它的萃油率比真正薰衣草高，又可以大面積栽種採收，因此在價格上也會比較低。雖然在心理層次的影響上，可能不像真正薰衣草或穗花薰衣草來得顯著，可是在身體層次上的應用範圍廣泛，日常生活中若需要大量使用薰衣草，但又有預算考量時，它是很棒的一支精油 [1]。

芳療中還有一種薰衣草是「頭狀薰衣草」（*Lavandula stoechas*），花形和前述三種薰衣草有很大的不同，它的花瓣像是長型的兔子耳朵，氣味上也很不一樣，非常強烈，像是一顆充滿各種尖銳凸起的石頭。這種植物產生的精油含有較多的酮類化學分子，大多比較刺激，所以在使用上要更注意劑量。它常會被用來處理通經及嚴重的呼吸道黏液，算是一支不到最後關頭不會拿出手的精油。

註 | 1 我要坦承，過去有一段時間，我對於醒目薰衣草這種人工栽培的品種，在芳療運用上是有點不屑一顧的，不過在一次使用經驗後我對它大大改觀。我有一次去爬司馬庫斯，因為平常沒怎麼在運動，大量活動後雙腿乳酸堆積得厲害，但出門在外調油選項不多，我就以醒目薰衣草為主角來調按摩油，大概不到半小時，雙腿就只剩關節處有些因使用過度產生的酸澀感，腿部肌肉的痠痛不翼而飛。那一次我深受震撼，再次體驗到芳療強大的療癒力量。它讓我發現，單純因為過度使用身體產生不適，芳療處理起來的效率竟可以這麼高。從另一個方向想，如果身體有些情況用芳療處理好一陣子還不見起色，或許需要往更深的層次，比如說情緒、心理去探索，重新設計配方。

薄荷家族：胡椒薄荷、綠薄荷、檸檬薄荷

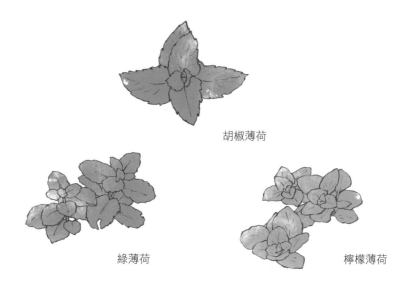

胡椒薄荷

綠薄荷

檸檬薄荷

介紹完薰衣草，其實芳療中還有另外一個植物—薄荷，也擁有非常多讓人眼花撩亂的親戚。這個家族裡較常在芳療出現的有胡椒薄荷（*Mentha piperita*）、綠薄荷（*Mentha spicata*）、檸檬薄荷（*Mentha citrata*），另外還有串門子的冬季香薄荷（*Satureja montana*）、夏季香薄荷（*Satureja hortensis*）、蜂香薄荷（*Monarda fistulosa*）。

「胡椒薄荷」氣味清涼，具有高穿透力，是一般印象中的薄荷味道，稀釋塗抹在肌膚上會產生涼感，對於中暑、發燒有緩解的作用，也能夠紓緩頭痛、肌肉痠痛。當然，薄荷原本就是廣泛使用在料理中的香料，所以它也有幫助消化的功能。暈車時不舒服，除了把胡椒薄荷調成按摩油抹在太陽穴，也可抹在胃部外側的肌膚。

「綠薄荷」氣味相比起來甜味更多了一點，如果有吃過青箭口香糖，對於它的氣味就不會感到陌生[2]。綠薄荷和胡椒薄荷相比，少了一些涼感，所以在處理疼痛上可能弱一些，但處理消化問題一樣很厲害。也有資料提到可以幫助分泌膽汁，這對於我們身體消化油脂會有助益。在調香上，綠薄荷的氣味會比胡椒薄荷來得好掌握。所以如果今天是要找紓緩肌肉痠痛或超涼的感覺，胡椒薄荷會比較適合；但假設是想做不同的香氣設計，綠薄荷跟其他精油的配合度會比較高。

有一點要留意，薄荷清涼感的來源是「薄荷醇」，有許多資料指出它對於嬰幼兒會有抑制中樞神經而出現呼吸中止的情況。所以一般不會給 6 歲以下小孩使用胡椒薄荷這種涼感明顯的薄荷。如果之前不小心使用到而沒出什麼事則不用擔心，但也別因為這樣就無掛礙的繼續給小朋友使用喔！

「檸檬薄荷」跟前面兩種薄荷的組成分子不太一樣，它有比較多的酯類，也就是幫助放鬆的化學分子。如果說累過頭想要用薄荷提振精神再挑燈夜戰，用到檸檬薄荷可能沒多久就要找床鋪睡覺囉！另外，它也可以補強生殖系統，不分男女都可以使用。

至於串門子的「冬季香薄荷」與「夏季香薄荷」，這兩個完全跟薄荷沒有關係，只是中文名字中有薄荷兩個字。冬季香薄荷是多年生植物，夏季香薄荷是一年生植物，兩者的強項在於抗菌、消除呼吸道黏液、提升激勵性能量，重振雄風。

「蜂香薄荷」也是和薄荷完全不同的植物，含有大量的牻牛兒醇，抗菌效果好，用於皮膚上可以控油，但要注意劑量，過高容易造成皮膚發紅發熱等刺激現象。

註 | 2 冷知識：綠薄荷的別稱為「留香蘭」，而生產青箭口香糖的公司名稱為「留香蘭」，這樣會不會比較好記憶呢？

尤加利家族：澳洲尤加利、史密斯尤加利、藍膠尤加利、檸檬尤加利、玫瑰尤加利

再來，要提到一個很常見的龐大精油家族：尤加利。芳療中比較常看到的大概有澳洲尤加利（*Eucalyptus radiata*）、史密斯尤加利（*Eucalyptus smithii*）、藍膠尤加利（*Eucalyptus globulus*）、檸檬尤加利（*Eucalyptus citriodora*）與玫瑰尤加利（*Eucalyptus macarthurii*）……等。

尤加利生長在沼澤地，快速繁衍之後，沼澤地會變得乾燥。「澳洲尤加利」、「史密斯尤加利」與「藍膠尤加利」這些尤加利，1,8-桉油醇芳香分子比較高，能夠幫助痰液乾燥，因而讓呼吸變得舒暢。澳洲尤加利應該是芳療中最常使用的，鼻塞、咳痰、肌膚控油、肌肉痠痛、泌尿道感染都可以使用。

相比起來，藍膠尤加利的氣味更為強烈，且帶有一些影響神經系統的酮類成分（約 1% 的松香芹酮），因此比較不建議給孕婦、嬰幼兒與體弱長輩使用，避免造成較大的身體負擔。但如果是一般成人有比較嚴重的痰液時，藍膠尤加利強大的收乾能力，可以幫助身體快速化痰。不過要小心用量，先從 1% 開始使用，覺得沒感覺的話，再以 1% 為單位慢慢增加濃度。如果一下收太乾，喉嚨反而會卡卡不舒服喔！

史密斯尤加利被稱為最溫和的尤加利，從成分來看，其實它的 1,8-桉油醇比例並沒有比較低，但跟前面的澳洲尤加利、藍膠尤加利相比，它有最多種不同的芳香分子。或許因為有這些不同的成分互相協調制衡，使用起來比較不會衝太快。如果家中有 6 歲以下小朋友想使用尤加利，大部分都會推薦史密斯尤加利。

「檸檬尤加利」跟前面三種尤加利很不一樣，它的氣味跟香茅³、檸檬香茅比較接近（香氣分子也是），其香茅醛的比例（香茅主要氣味來源）甚至比香茅本人還要高。檸檬尤加利的作用重點不在處理呼吸道，而是在肌肉痠痛、驅除蚊蟲。

「玫瑰尤加利」的氣味很特別，帶有澳洲尤加利這一派的清涼舒爽，但又有玫瑰的嬌媚溫柔。主要成分是花香的乙酸牻牛兒酯，跟上述提到幫助呼吸舒暢、紓緩肌肉痠痛這類激勵屬性的尤加利相比，玫瑰尤加利反而適合在睡前使用。如果呼吸不順到有點心慌，不妨試試玫瑰尤加利。

註 | 3 香茅家族除了香茅、檸檬香茅之外，還有一個「玫瑰草」，也是芳療會使用的植物。香茅家族的植物生長力旺盛，看起來很像雜草，可以帶動我們的生命力及行動力（到哪裡都可以活得很好）；爽朗的氣味也能讓我們放下心中的挑剔，大方欣賞自己的好與不好。

香茅跟檸檬香茅都是驅蚊蟲重要的植物，同時也可以紓解肌肉痠痛。兩者功能蠻重疊的，擇一使用即可。要留意的是，這兩種精油都有對肌膚較刺激的成分（香茅為香茅醛，檸檬香茅為檸檬醛），因此在調配按摩油的時候請留意劑量，建議不要超過 1% 的濃度。

而玫瑰草並不是玫瑰花的草，是因為帶有類似玫瑰的香氣而得名。主要成分為玫瑰香氣成分之一：乙酸牻牛兒酯。玫瑰草的特色是溫和抗菌，有時候身心壓力已經很大，使用了百里香、迷迭香這類「快來快來快衝過來」的精油，其實是給當下的自己更大的負擔；很累的時候，需要的不是一鼓作氣往前衝，而是休息。玫瑰草大概就是「沒關係你先去休息一下啦！我幫你看一下」的好同事。另外，它在護膚方面也很好用，可以控油，又可以增加肌膚保濕能力，加上溫和抗菌，是痘痘肌調理的絕佳選擇。

鼠尾草家族：鼠尾草與快樂鼠尾草

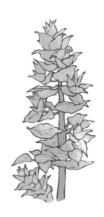

快樂鼠尾草

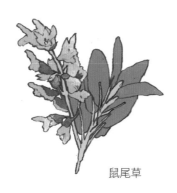

鼠尾草

接著，再介紹一組芳療中常被入門者搞混的植物：鼠尾草（*Salvia officinalis*）與快樂鼠尾草（*Salvia sclarea*）。這兩種植物對於平衡婦科相關內分泌都有幫助，但是在程度上有些不同。

如果是一般經期紊亂還有經前症候群等情況，我會選擇使用快樂鼠尾草精油，若是已有 3 個月以上經期未至，才會考慮使用鼠尾草精油。之所以有這樣程度上的差別，在於「鼠尾草」精油本身酮類成分比較高，是具有神經毒性的側柏酮，因此在使用上劑量要特別注意。「快樂鼠尾草」則完全沒有這種成分，因此不用有這種顧慮。

這兩種植物在作用方向上也不太相同。鼠尾草抗菌、消除黏液、幫助傷口癒合的效果突出，也是在西方常用的淨化藥草；快樂鼠尾草則適用於放鬆、護膚。鼠尾草像是嚴謹的家族企業繼承者，家中有狀況都一肩扛下，為了保護家人（我們的

身體）而具有比較強的攻擊性；相比起來，快樂鼠尾草則像是無憂無慮的遊俠，遇到事情有四兩撥千金的能力，讓身體輕鬆回到悠然自得的狀態。

天竺葵（*Pelargonium x asperum*）

天竺葵很容易被混種繁衍出新的品種，這種強大的生長能力讓它在園藝中是很受歡迎的植物，但對於植物學家來說，天竺葵的身世就變得一言難盡。

芳療中常見的天竺葵大概有玫瑰天竺葵與波旁天竺葵，兩者作用方向其實沒什麼差異，都可以放鬆緊繃的情緒、平衡女性荷爾蒙、平衡油脂分泌、增加肌膚保濕功能、消除水腫、處理脣皰疹等，主要還是氣味上的一點點不同。

玫瑰天竺葵的「香茅醇」比例較波旁天竺葵來得高，而這種香氣分子也是玫瑰精油重要香氣來源之一，因此聞起來較具有花香感。香茅醇同樣也是蚊蟲害怕的氣味，因此如果要調配驅蚊噴霧，從成分考量上來說，玫瑰天竺葵或許比波旁天竺葵適合。

波旁天竺葵有很多人會用「綠色的氣味」來形容它，我覺得它像是進入植物園的感覺，帶有一點點柔和的花香，但跟玫瑰天竺葵相比有更明顯的草葉清新感。今天如果是要讓木質類、草葉類的配方柔和一些，我會選用波旁天竺葵；如果是以花香為主要感覺的配方，我會選用玫瑰天竺葵。

雖然這樣說，但其實兩種天竺葵的可取代性真的很高，手邊如果只有其中一種，都是可以使用的。如果可以的話，不妨嘗試看看把兩種天竺葵混合在一起使用，就能夠體會到不同的層次感喔！

艾草（*Artemisia vulgaris*、*Artemisia herba alba*）、龍艾（*Artemisia dracunculus*）

芳療中的艾草精油，與端午節會用的艾草（*Artemisia argyi*）是同屬但不同種的植物。比較常見的是 *Artemisia vulgaris*，又稱北艾，另外也有 *Artemisia herba alba*，也稱為白艾。兩者差異不大，主要成分都是側柏酮，具有神經毒性，因此通常用量不會太多，也不會長期使用。

艾草的屬名 Artemisia 來自於希臘女神中的月神，也就是羅馬神話中的黛安娜，因此可以想見艾草對於女性生理期有幫助。如果說生理期超過 6 個月都沒有來，就可考慮使用艾草精油。

另外一個屬於艾草家族的是龍艾，氣味上跟甜茴香比較接近，特色是具有高劑量的醚類成分，亦有癱瘓神經系統的影響，通常會使用在嚴重痙攣時，像是胃痛或者生理痛。艾草或龍艾都是對身體系統會產生較大影響的精油，建議用量不要超過 1%，也不要當成主要的薰香成分使用。

這樣的介紹、比較重點並不在於哪一種植物更為厲害，而是想說明就算是相似的植物，或許有作用重疊的地方，但每一種植物仍有不同的特色。了解這點，就更容易挑選出符合自己需求的用品。

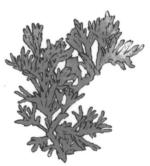

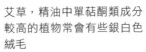
艾草，精油中單萜酮類成分較高的植物常會有些銀白色絨毛

表一 薰衣草精油比較整理

品名	真正薰衣草	穗花薰衣草	醒目薰衣草	頭狀薰衣草
代表成分	酯類	酮類（樟腦）	兼有酯類與樟腦	酮類
突出作用	情緒放鬆、護膚	消解黏液、激勵精神	身體層次狀況	通經、抗菌

表二 薄荷精油比較整理

品名	胡椒薄荷	綠薄荷	檸檬薄荷
代表成分	單萜醇、單萜酮	酮類（藏茴香酮）	酯類
突出作用	解熱、消化、鎮痛	消化、分泌膽汁	放鬆、生殖系統養護

表三 尤加利精油比較整理

品名	澳洲尤加利	藍膠尤加利	檸檬尤加利	玫瑰尤加利	史密斯尤加利
代表成分	1,8-桉油醇	1,8—桉油醇	香茅醛	乙酸牻牛兒酯	1,8—桉油醇
突出作用	呼吸道、肌肉痠痛、除塵蟎	強力化痰	肌肉痠痛、驅除蚊蟲	睡前舒暢呼吸道，呼吸與心的呵護	呼吸道（較溫和），體弱長輩與嬰幼兒適用

表四 香茅精油比較整理

品名	香茅	檸檬香茅	玫瑰草
代表成分	香茅醛	檸檬醛	牻牛兒醇
突出作用	肌肉痠痛、驅除蚊蟲	肌肉痠痛、驅除蚊蟲	保濕控油、溫和抗菌

表五 鼠尾草精油比較整理

品名	鼠尾草	快樂鼠尾草
代表成分	酮類（側柏酮）	酯類
突出作用	抗菌、消除黏液、淨化	放鬆、護膚

表六 天竺葵精油比較整理

品名	玫瑰天竺葵	波旁天竺葵
代表成分	香茅醇（玫瑰天竺葵含量較高）、牻牛兒醇（別稱香葉醇，波旁天竺葵含量較高）、甲酸香茅酯抗菌、消除黏液、淨化	
突出作用	平衡油脂、內分泌、消除體液、紓解壓力與隱忍的情緒、驅蚊蟲、調香搭配	
	香茅醇較高，驅蚊可優先選擇 花香較明顯	顏色為綠色，草葉香較明顯 脈輪調油時，對應心輪

表七 艾草精油比較整理

品名	艾草 *Artemisia argyi*（端午用草） *Artemisia vulgaris*（芳療用） *Artemisia herba alba*（芳療用）	龍艾
代表成分	酮類（側柏酮）	醚類
突出作用	幫助疏通、化解黏液、淨化、提升思辨能力，如月光在黑夜中閃耀，提升陰性能量	解除痙攣、活絡暖身

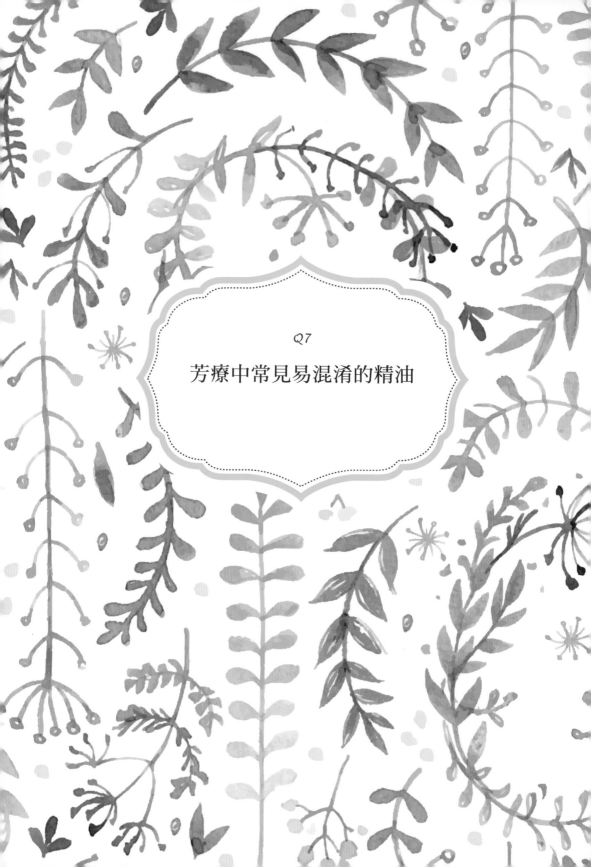

Q7

芳療中常見易混淆的精油

前面介紹了同屬不同種的精油，還有同種植物因為生長環境不一樣，因而精油有不同的化學類型。除此之外，還有一些精油是比較常見但又容易分不清差異的，這邊一起介紹。

杜松（*Juniperus communis*）

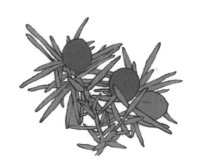

常見的杜松精油大概有三種：杜松枝、杜松漿果，以及高地杜松（*Juniperus communis* var. *montana*）。杜松擅長處理體內水分代謝，同時在空間、能量淨化上也有很好的表現。有一說認為杜松枝排水效果強，對於身體負責處理水分代謝的腎臟來說可能會造成負擔，如果已知腎臟有功能低下甚或疾病的情況，可改用較為溫和的杜松漿果或杜松純露。

高地杜松是生長在較高海拔的杜松，氣味上更為清冽，在能量淨化上有非常卓越的作用。以淨化效果來說，高地杜松像是祖師爺爺，杜松枝像是掌門人，杜松漿果則是剛入門的小道士。

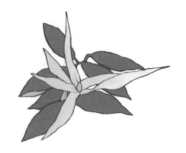

依蘭（*Cananga odorata*）

依蘭又有「香水樹」的別名，在香水產業裡是很重要的香氣
來源，可以幫助放鬆、紓緩痠痛。它的花朵蒸餾時間很長，8～
24 小時不等，會依蒸餾時間分段產出精油，第 1 個小時蒸餾
出的稱為「依蘭特級」；1～3 個小時的部分為「依蘭一」；3～
4 個小時的是「依蘭二」；第 4 個小時到最後蒸餾出來的是「依
蘭三[1]」；「完全依蘭」則是沒有分段蒸餾的混合體。

蒸餾前段比較多容易揮發的小分子，氣味比較輕盈，情緒放
鬆效果好，蒸餾後段會有比較多大分子，氣味較渾圓飽滿，
對於身體的消炎解痛效果更為突出。依蘭特級與完全依蘭的
差異只是化學分子的比例多寡，作用上並沒有分歧的地方，
可以依使用需求或者氣味偏好來挑選。

苦橙花、果實、葉（*Citrus aurantium*）

橙又可以分為甜橙（*Citrus sinensis*）與苦橙（*Citrus
aurantium*），這種植物在芳香療法裡面很特別，從葉片、
花朵到果實都有精油，但三者氣味相差甚多，精油萃取率也
是天差地別。通常花朵與葉片會使用苦橙，因其味道比較突
出，果實則會使用甜橙與苦橙。1500 公斤的橙花花朵才能產
出 1 公升的精油，果實則只需要 200～300 公斤，就能有 1
公升精油，葉片居中，大概 100～200 公斤的葉片能生產 1
公升精油。

註 | 1 每間廠商分段標準或有不同，僅提供參考。

苦橙花氣味細緻，可以調節自律神經、幫助放鬆、紓緩焦慮，用在護膚可以減少皮脂分泌、幫助皮膚再生而有回春的作用。由於萃油率極低，精油價格也比較高，若想要擁有橙花的效果，也可以使用純露。

甜橙氣味可人飽滿，像是在草地上郊遊的幼兒園小朋友一樣，讓人心情不自覺變得開朗。苦橙氣味相較起來稍帶苦味，像是正值青春期、轉換人生歷程的國中生；兩者果實都可以幫助消化，並帶來陽光氣息；苦橙葉氣味沉厚，初聞是葉片的清新，深吸則出現苦味，在看似正常無事的表面下，悠悠發散出心底的苦。在購買橙類精油時要特別注意產品標示，很容易出現不同部位精油混充的情況。

肉桂（*Cinnamomum zeilanicum*）

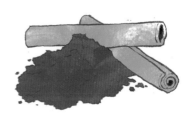

肉桂的枝、皮跟葉都能蒸餾出精油，枝與皮作用差異不大，但是氣味差很多。

肉桂皮是我們熟知的肉桂氣味，在蘋果派等甜點會出現的味道。肉桂枝的丁香酚與丁香花苞精油中的量差不多，但化學分子種類比丁香多元一些，在氣味上很接近丁香的味道。枝跟皮萃取出來的精油對於皮膚刺激性較高，使用時建議以1%的濃度稀釋在植物油中（10毫升植物油裡加入2滴精油），要不然皮膚很容易出現發紅、刺痛的情況。

肉桂葉跟其他兩個部位相比，氣味較為溫醇，不過別被它相對柔和的氣味給騙到了，使用在肌膚的建議用量仍然是在1%以下喔！

以植物生長型態而言，肉桂皮是包覆木質部的部位，對應到人體的話，使用肉桂皮能帶來被溫暖包圍的感覺（想像冷冷的天氣裡手捧著一杯暖暖的咖啡、奶茶）；肉桂枝是往外生長的部位，可以把體內的寒冷往外帶走。

另外樹枝也對應到人體的四肢關節，肉桂枝很適合拿來處理四肢不適、痠痛的情況；葉片是植物的呼吸器官，如果我們的呼吸系統需要一些溫暖時，也可考慮使用肉桂葉來處理。

如果手邊只有其中一支精油，都還是可以先取代使用，它們彼此之間的功能差異沒有到獨一無二，倒是氣味上真的滿不一樣的，如果今天想要打造情侶互動間的甜蜜溫馨感，用肉桂皮準沒錯，會讓人變得像甜點般可口誘人；如果用到肉桂枝，可能會讓一些人聯想到拔牙時的消毒藥水，變得興致缺缺喔！

甜馬鬱蘭（*Origanum majorana*）、野馬鬱蘭（*Origanum compactum*）、西班牙馬鬱蘭（*Thymus mastichina*）

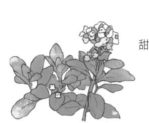

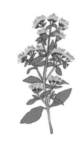

甜馬鬱蘭

野馬鬱蘭

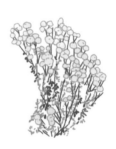

西班牙馬鬱蘭

這三種植物的中文名字雖然都有馬鬱蘭，但屬性完全不一樣。甜馬鬱蘭與野馬鬱蘭都是牛至屬中的親戚，甜馬鬱蘭的氣味輕柔，能幫助放鬆、平衡自律神經、擴充微血管解痛；野馬鬱蘭別名奧勒岡、牛至，是義大利料理中重要的香料之一，由此可以知道它對於消化會有幫助。但它最強的地方在於消毒殺菌，像是香港腳、灰指甲的情況都能派它上場。不過野馬鬱蘭對於肌膚刺激性也高，所以要與植物油稀釋後再塗抹使用。

甜馬鬱蘭與野馬鬱蘭一字之差，但差之毫釐，失之千里，通常我會這樣記：甜馬鬱蘭可以幫人進入甜甜的夢鄉，是比較放鬆取向的精油；野馬鬱蘭則取前面兩個字的「野馬」奔騰形象，比較走激勵、殺菌的路線。

從西班牙馬鬱蘭的學名可以看到它是百里香屬的植物，與前面兩個馬鬱蘭完全分屬脣形科下的不同家族。外形跟一般百里香不太一樣，反而跟甜馬鬱蘭比較像，又常見於西班牙，所以就被叫成西班牙馬鬱蘭了。

種加詞 mastichina 與熏陸香（Mastic）有關，因此應該要翻為熏陸香百里香比較貼近學名（雖然它跟熏陸香也不太像）。

西班牙馬鬱蘭有著一般百里香的作用，提升免疫力、消毒殺菌，對於呼吸道感染有很好的幫助，而且是百里香家族中氣味較溫和柔美的一款精油，比較不像藥局的味道。適合在感冒初期使用，幫助身體一起打仗。

香桃木（*Myrtus communis*）、檸檬香桃木（*Backhousia citriodora*）

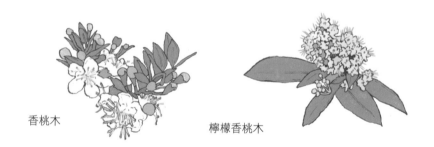

香桃木　　　　　　　　　檸檬香桃木

雖然中文名字都有「香桃木」三個字，但其實是同屬桃金孃科不同家族的遠親。香桃木別稱桃金孃，是傳說中維納斯頭上桂冠使用的植物，與回春、美貌有關，也擅長處理呼吸道系統的情況，可以消除黏液。

香桃木又有紅香桃木與綠香桃木，兩者是化學類型 CT 的差異，作用相近，氣味上頗不相同。紅香桃木的乙酸桃金孃烯酯比例較高，約 20%，而在綠香桃木不到 2%；綠香桃木較多的是 α-蒎烯，這樣的差異表現在氣味上，紅香桃木氣味會比較沉著，綠香桃木則比較輕盈。

檸檬香桃木最主要的成分是檸檬醛，這是一種消毒殺菌很厲害的化學分子，尤其是針對黴菌，所以像是香港腳、灰指甲也可把它加入調理精油的名單中。另外，它也可以處理肌肉痠痛、淨化空氣不潔的氣味，在調香方面也能將柑橘類及木質類香氣接連在一起，同時也是蚊蟲害怕的味道，製作驅蚊噴霧時不可錯過這個精油喔！

豆蔻（*Elettaria cardamomum*）、肉豆蔻（*Myristica fragrans*）

除了德國洋甘菊跟羅馬洋甘菊之外，又一個明明不同家但因中文翻譯導致看起來很像的兩種植物。

簡單來說，在芳療應用中，豆蔻比較溫和，肉豆蔻比較刺激。

豆蔻是薑科植物，有薑科家族的溫暖屬性，也是料理常見的香料。印度香料奶茶有它才對味，也被稱為「香料之后」，可見其氣味的重要性。通常會被稱為小豆蔻、綠豆蔻，以跟「肉豆蔻」區隔。

豆蔻的特別之處，在於同時有氣味清涼、幫助呼吸舒暢的1,8-桉油醇，以及幫助放鬆的酯類成分，加上溫暖的屬性及提升消化的功能，應用範圍非常廣。呼吸道不舒服時可使用，消化不良時可使用，情緒緊繃造成呼吸不順、消化出問題，正好是它擅長處理的情況。

肉豆蔻則是自成一屬，也是常見的香料，果實跟果皮都可以製成香料。相較於豆蔻較為輕揚溫柔的氣味，肉豆蔻味道更沉穩甚至有點苦澀。它的氣味主要是由醚類成分構成，這讓

它對於神經系統影響特別大，使用過量（例如一整天用掉 5 克，或者一次 1 滴直接攝取到體內）容易讓神經系統出現暈眩、幻覺甚至昏迷。

如果是一般的芳療運用，往往不會使用超過 1% 的濃度。在適量使用的情況下，肉豆蔻溫暖又容易影響神經系統的特性，處理痙攣引起的疼痛特別厲害。像是頭痛、生理痛，尤其消化道的抽痛（本身就是香料），一點點就能帶來很大的幫助。

可以視情況搭配其他較為溫和的精油，以頭痛為例，配真正薰衣草、胡椒薄荷、佛手柑、岩蘭草、依蘭等。生理期除了搭配真正薰衣草、依蘭、岩蘭草，像是快樂鼠尾草、苦橙葉、天竺葵、甜馬鬱蘭也很好（丁香跟薑也很好，只是要注意肌膚刺激度）。胃痛的話，和柑橘類精油搭配，山雞椒（馬告）、月桂、迷迭香、百里香、甜羅勒等常見香草一起使用也很棒。

甜茴香（*Foeniculum vulgare*）、藏茴香（*Carum carvi*）、印度藏茴香（*Trachyspermum ammi*）、小茴香（*Cuminum cyminum*）

這些都是各地常見的香料，雖然都是不同家族，但共同特色都能幫助消化、增加溫暖感，還能促進循環，不過味道非常不同。

甜茴香的氣味像甘草醬油瓜子，跟熟悉的八角（學名 *Illicium verum*，又稱為星星茴香，但其實也不屬於茴香家族）氣味相比，更甜一些。芳療裡如果沒有特別指稱是哪種茴香，又是可以豐胸、順經的，往往是甜茴香。

雖然是常見香料，印度餐廳還常擺在結帳櫃檯讓客人出門前抓一把咀嚼消除口氣，但精油是高濃縮產品，甜茴香精油裡有高比例（約 80%）是醚類成分，對於神經系統有很大影響。分量若拿捏適當，能紓解緊繃、痙攣。一般建議成人使用 1% 的劑量，沒有不適情況再逐量增加。

較需留意的是，甜茴香被視為具有「類雌激素」成分，如果讀者有雌激素過多的疑慮，避開使用是最沒有負擔的做法。（關於精油中的雌激素，請參考 p.193）

藏茴香則有高比例酮類成分，氣味和艾草、鼠尾草等酮類藥草較接近。雖然它含有的香芹酮是比較溫和的酮類，但仍然容易影響神經系統，用量上不建議太多，可以搭配同樣幫助消化的柑橘類精油，藏茴香也有許多檸檬烯成分，跟柑橘類氣味很搭。飯後昏沉又需要思考時，可以用 10 滴檸檬加 1 滴藏茴香快速打通阻塞的思路，也可以再加上 2 ～ 3 滴月桂點亮靈感。

印度藏茴香跟百里酚百里香、野馬鬱蘭氣味較接近，其最主要的香氣來源就是百里酚這種強大的殺菌武器。如果要去環境較髒亂的地方，擔心病從口入，可以帶著這類精油，讓肚子在打仗的時候幫忙殲滅敵人。

不過，酚類的精油對於肌膚都有非常高的刺激度，使用時建議用量濃度在 1% 以下，避免出現被內外夾攻的不適情況。

小茴香通常指新疆烤肉最愛用的孜然，氣味濃厚，當成調味料時需要注意用量，少量添加可以消除腥羶味，過多則讓人味覺癱瘓，讓美味都變成一樣的味道。

精油的主要成分為醛類，少量使用時（建議先跟其他精油以 1：10 ～ 20 的比例混合）可幫助放鬆，拉高一點劑量（建議先從 0.5% 濃度試起）能幫助消化。

搭配依蘭、廣藿香精油，就會變成香汗淋漓的氣味，讓人在床上欲罷不能。但要留意，這三個精油氣味都很濃郁，貪圖作用而大量使用就像直奔噴射快感的粗暴交流，毫無美感與情趣。建議可以搭配甜橙、葡萄柚等柑橘類精油，來點輕鬆愉快的前戲；再來點黑雲杉、歐洲赤松等木質氣味增加續航力，然後再使用依蘭、廣藿香跟一點點小茴香觸動最後扳機。

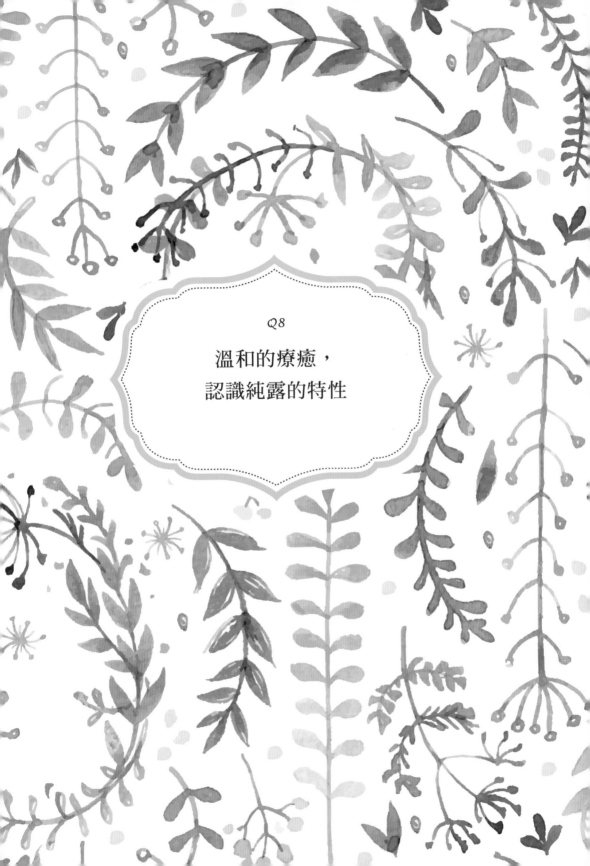

Q8

溫和的療癒，
認識純露的特性

在基礎篇中，我們有稍稍提到「純露」這種產品，它跟精油是同一個生產過程中出現的產物，同樣有著植物的芳香氣味，但因性質不同，使用方法也有所不同。

在過去的芳香療法中，純露很少會被提到，或被視為生產精油的副產品、沒有精油時的替代用品等。不過隨著時間發展，芳療的使用者、研究者增加，純露的好也漸漸為人所知。為什麼這樣的產品過去會被埋沒呢？主要是因為純露的產量跟精油相比雖然高出很多，但是同時純露單罐重量也比精油高出許多，因此運送成本高出精油好幾倍；加上平均銷售價格跟精油相比又更低，對於生產者來說，販售純露的報酬率不如販售精油。

另一方面，純露是大量水溶液，本身是比較可能有微生物生長的，品質較容易受到保存環境變動影響，從生產出來到最終消費者手上，一路上有太多變數會影響到品質。在這兩方營運銷售的考量下，比較少有生產商會提供純露販賣。

不過，隨著技術進步，以及前面提到的市場需求提升，也越來越多廠商能夠提供品質良好的純露讓我們使用。比如說，過去廠商為了維持純露品質穩定，可能會加入防腐劑、酒精等以減少純露變質的情況，想當然，這樣的產品或許可以用在皮膚上，但如果希望拿來飲用，就萬萬不可了。現在有微過濾技術，通常可以過濾掉 200 奈米以上的物質，而細菌多數大於這個大小，所以如此能避免掉很多在包裝之後、開封之前產生的變質情況。

那麼，純露的特色是什麼呢？純露主要為水溶液，同時擁有的是微量植物水溶性的芳香分子，所占比例大概 0.2 ～ 0.05% 不等，同時也含有大量的有機酸。微量的芳香分子跟

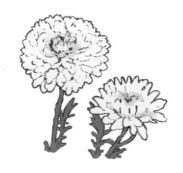

羅馬洋甘菊

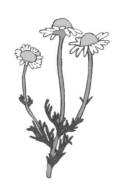

德國洋甘菊

全部都是芳香分子的精油相比，純露溫和的特性讓我們可以很放心的直接將它使用在肌膚上，而不用像具高濃縮性與揮發性的精油一樣，必須經過稀釋才能安全使用在肌膚上。

有機酸則讓純露呈現弱酸性，和我們的肌膚酸鹼度相同，因此很適合用於肌膚保養。另外，有機酸本身能輕微消炎，進入消化系統也可幫助消化，再加上不同植物芳香分子的特性，作用會有加成的效果。

過敏兒的聖品：羅馬洋甘菊純露（*Chamaemelum nobile*）與德國洋甘菊純露（*Matricaria recutita*）

從肌膚保養來說，羅馬洋甘菊純露、德國洋甘菊純露，這兩種純露對於敏感性肌膚是必備的產品，強大的鎮定作用，面對皮膚過敏、起疹、發癢、發紅等狀況都能夠緩解。因為這兩種植物的名稱相似，所以常會有人好奇它們到底有什麼不一樣？其實兩者作用方向相同，只是羅馬洋甘菊是從神經、皮膚系統下手，減少過敏訊號的產生；德國洋甘菊則是阻斷皮膚受體接收到過敏訊號。

舉例來說，過敏訊號和快被二一的成績單一樣不受歡迎，使用羅馬洋甘菊像是學期中認真學習，或說更像是在期末時發現大江東去，到研究室拜託老師補考，或者補交報告；德國洋甘菊則是在家中等待郵差，搶在家人之前攔截成績單。

一般來說，如果平常就容易產生過敏反應，我會使用羅馬洋甘菊進行日常保養；而如果是已經發作的過敏情況，當下我會選擇使用德國洋甘菊。

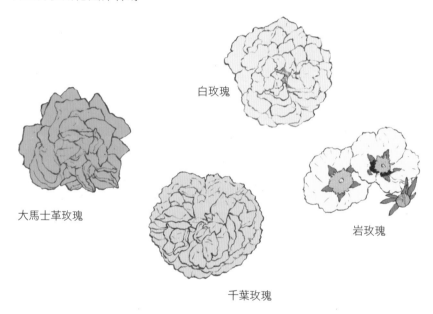

白玫瑰

大馬士革玫瑰

岩玫瑰

千葉玫瑰

大馬士革玫瑰（*Rosa damascena*）、白玫瑰（*Rosa X alba*）、千葉玫瑰（*Rosa X centifolia*）與岩玫瑰（*Cistus ladaniferus*）

另外很常被問起的就是保濕了，保濕首推就是玫瑰，但玫瑰有許多品種，常被問到的就是「同樣都是玫瑰，用起來有什麼差別呢？」要說大家一模一樣是不可能的，但也不會說大馬士革玫瑰保濕、千葉玫瑰控油，兩者作用方向相反。

一般來說，主要還是在於氣味上的差異：大馬士革玫瑰的荔枝酸香味突出，像是雍容華貴的皇后；白玫瑰相比起來反而尾韻有一種近似蜂蜜般的甜味，又多了一點點親切感，讓我想到英國的凱特王妃；千葉玫瑰味道最為清雅，有人形容它像是清晨玫瑰花瓣上的露珠，還帶有一點點青草的芬香，我覺得像是剛成年的公主。

我常被問到哪一種玫瑰最多人買，就我的觀察，每個人心目中的那一朵玫瑰香氣都不一樣，每種玫瑰都有自己的支持者。

扣除氣味，三種玫瑰的差異大概在於心靈層次上的影響。大馬士革玫瑰有種完全敞開、毫無保留給予愛的霸氣，或者說能提升我們的自信，相信自己給出是值得的，相信自己是有能力可以付出的。

白玫瑰因為花朵是純淨的白色，讓人有包容一切、付出無私的愛等聯想，也能提醒我們天真無邪的特質；千葉玫瑰因為花瓣繁複、重重包覆相疊，所以叫做「千葉」。如果在表達情意上容易出現「心有千千結」的情況，可以考慮使用千葉玫瑰幫助纖細的自己，慢慢綻放出專屬的姿態。

至於「岩玫瑰」（*Cistus ladaniferus*）雖然中文名字也有「玫瑰」兩個字，很容易被認為和前面三種玫瑰是一家的，但其實完全沒有關係。

有許多使用者滿心期待的打開岩玫瑰純露，接著就露出受到驚嚇的表情。它的氣味濃烈，有人說像是烤地瓜，有人說像是烏梅汁，總之和印象中的花香是搭不上邊的。雖然氣味接受度不如玫瑰，但是岩玫瑰強大的作用還是收服了很多人。

岩玫瑰外用在肌膚上有很強的收斂作用，能夠緊緻皮膚，而且止血效果也很好。如果有一些輕微出血的情況，像是流鼻

血、咬到舌頭等不方便用精油的情況，用岩玫瑰純露盥洗患處，很快就可以看到效果。在拔完牙之後也可以使用岩玫瑰純露漱口，幫助凝血[1]。

我個人覺得，岩玫瑰是居家必備的一種純露，尤其是有小孩子的家庭。嬰幼兒的肌膚嬌嫩，特別是1歲以下的小朋友，並不建議使用精油塗抹肌膚（即使稀釋使用也不建議，大多會使用浸泡油，但有些受傷部位不方便抹油，如眼周附近），這時候使用岩玫瑰純露沾濕化妝棉或棉球後塗抹患處，很快就能幫助傷口收合、止血、消腫。

當然成人也可以使用，像是切菜時不小心劃到手指頭的破皮流血、被紙割到的小傷口，這種狀況用岩玫瑰純露噴灑、濕敷，馬上就能處理好。如果是拿來飲用，岩玫瑰收斂的特性往往用來改善子宮內膜異位或經血過多的情況；也有使用者會把它拿來處理小孩子腸病毒產生的發燒，或是噴灑口腔粘膜以紓緩潰爛的情況。

註 | 1 有朋友拔完牙後，回家馬上用永久花純露漱口，結果又出現血絲。記得，剛拔
　　完牙用岩玫瑰，待傷口癒合後才開始用永久花。

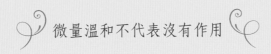 微量溫和不代表沒有作用

在我們的生活經驗中，很多東西的作用都與實際上的比例呈正相關，也就是濃度越高，作用越大，但是在芳香療法的世界中，這卻不一定是鐵律。

有聞過純露的朋友應該很難想像，只有不到 1% 的芳香分子，這個水溶液的氣味卻是如此濃烈。相信有使用過純露幫助消化的朋友，不會懷疑這樣溫和的產品沒有作用。事實上，我們的身體對外來物質是非常敏感的，然而在成長過程中，因為接觸到的物品品質不同，我們身體的敏銳度也會有所不同。

純露外用時，芳香分子一樣會透過細胞間隙滲透到肌膚系統，所以和精油一樣能夠給予我們皮膚支持；飲用時則會進入全身的水循環，在胃腸黏膜就會被吸收進入血液。我們身體裡有約 70% 是水分，血液中更達到約 90%，細胞中也充滿水分，因此不難想見我們飲用的水對於身體的情況會有很大的影響。

一般來說，芳香分子濃度越低，對於使用者的作用越偏向心靈等細微的方向，濃度高時則是針對身體層次的作用。因此在緊急的情況，比如說明顯感受到快要感冒時，我稀釋純露飲用的比例可能是一半水、一半純露，如果口感能接受，甚至是直接喝純露。另外，因為純露本身是水溶液，所以對於和水相關的症狀幫助會更明顯一些，像是水腫、排尿，以及情緒釋放。

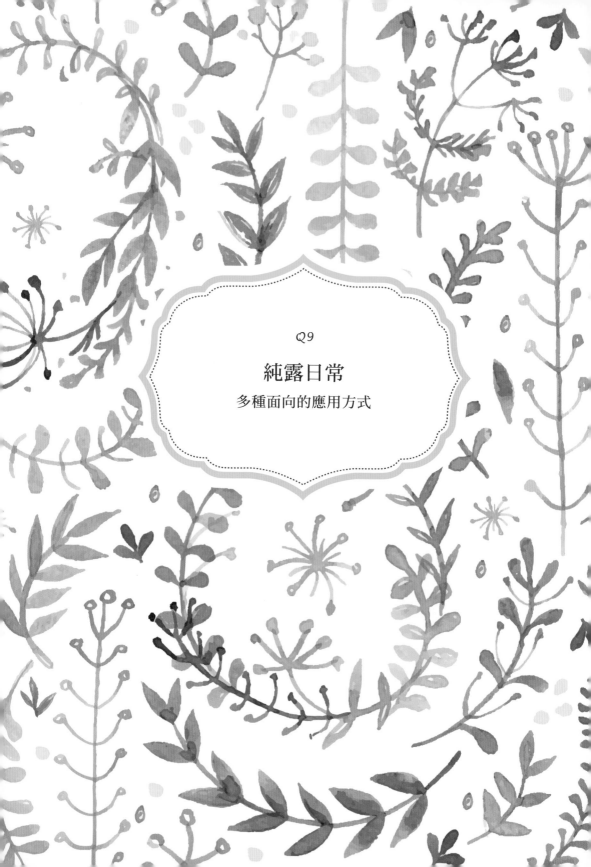

Q9

純露日常
多種面向的應用方式

前面，我們介紹了純露的特性，這樣溫和的產品，我們該如何使用在日常生活中呢？純露可以拿來肌膚保養、飲用、清潔環境、敷眼睛、泡腳。當然，要這樣全面使用有一個大前提——您手上的純露品質夠好，可以接觸到敏感的身體器官，以及進入身體循環時帶來的是幫助，而不是農藥、重金屬、防腐劑、酒精。

在確認手上拿到的純露品質無虞後，接下來會思索的，應該是：「我該拿手上這瓶水溶液怎麼辦呢？」

我先分享自己一整天用到純露的時機：早上起床，我會先用純露噴濕全臉到水滴快要掉下來的程度，然後用化妝棉擦掉，再噴一次，接著再擦掉，算是我早上的洗臉步驟。之後第三次用純露噴臉，一樣是水滴快要掉下來的程度，然後取一些面油抹臉，完成早上的保養；喝水時我會加入純露，這樣就能有花草茶般的享受。

安全飲用純露的方式

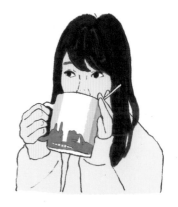

回到純露的本質，它是用水蒸餾植物芳香部位，蒸氣冷卻後形成的水溶液，大部分其實是水，裡面含有微量的植物水溶性芳香分子。

純露本身可以直接喝，只是口感不太好，氣味太濃郁反而覺得苦澀。（是的，雖然純露大概只有 0.2 ～ 0.05 % 的芳香分

子，看起來非常少，但對於身體來說已經很足夠）。通常我們會把純露加到水或是其他飲品中使用，如此一來氣味層次比較能夠呈現出來。

由此可知，稀釋純露和稀釋精油的原因不同，稀釋純露是基於氣味上的考量，稀釋比例隨個人喜愛的口味濃淡調整，沒有一定限制；可是精油稀釋是有安全及使用效率上的考量，所以會依使用部位不同，調整不同的稀釋比例。

那有沒有直接喝純露的時候呢？老實說，我個人感覺快要感冒時會喝沉香醇百里香，如果加到水裡還是覺得改善幅度不大，這時候就會直接喝純露。我個人最高紀錄是一天喝掉300毫升的沉香醇百里香，當時因為對於純露還沒有那麼了解，心中還是有些擔心，覺得喝這麼多純露不會有事情嗎？結果我經驗到的是「當下要感冒的症狀緩解了，後來也沒有再復發」[1]。

不過，如果我們是在使用純露做長期調理特定情況時，其實不用這麼多的量，平均一天喝 20 ～ 30 毫升的純露就能夠感受到它帶來的幫助。至於要加到多少水裡面？前面提到了，純露搭配水的比例是隨個人喜愛的口味調配，沒有硬性規定。一般來說，大概一個 350 毫升的馬克杯，加個 3 ～ 5 毫升氣味就滿不錯的。但是像我個人口味重，可能加個 20 毫升都不嫌多。

將純露當花草茶飲用時，早上我會用比較明亮、清新的氣味，像是香蜂草、月桂、迷迭香等；吃飽飯後來一些胡椒薄荷、檸檬馬鞭草純露幫助消化，也是很不錯的選擇；晚上睡覺前喝個橙花或菩提醞釀睡意，有些人在自律神經失調的情況下，喝到橙花馬上會有頭腦關機的感覺。

註 ｜ 1 感冒、免疫力、呼吸道問題要如何使用純露及其他芳療產品，請參考 p.176

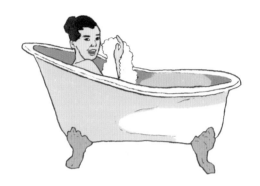

將純露使用於居家清潔與擴香

平常打掃家裡，也可以把純露加到清潔水裡，拖地、洗衣都很棒！拖地我大概會一桶水加 10~20 毫升的純露，洗衣服則是 30 毫升左右。基本上加入的量沒有限制，主要是氣味還有成本上的考量；泡腳、泡澡的時候也可以加入純露。通常我泡腳的水可能加 10 毫升，泡全身的水可能會加到 100 ～ 200 毫升，讓濃郁的香氣慰勞最近比較辛苦的自己[2]。

如果平常有蒸臉的習慣，也可以用純露取代蒸餾水來蒸臉，那真的是很寵愛自己的享受。倘若家裡有使用水氧機，也可以試著把橙花、玫瑰、菩提、香蜂草等純露加到裡面使用，淡淡的植物香氣也很柔和舒服。

我平常使用恆溫加熱式的擴香石，有時候會把這些純露加到盤面上，取代同植物單價比較高的精油來擴香。我一直很難忘懷，有一次倒玫瑰純露在擴香石上，加上岩蘭草、甜馬鬱

註｜ 2　一次 100 ～ 200 毫升的純露其實成本滿高的，所以大多還是會使用精油來泡澡。希望你還記得精油不能直接加入水中（純露是水溶液，芳香分子比例又低，所以可以直接加入水中），10 毫升植物油搭配 10 滴精油，再滴入泡澡、泡腳水中，才是安全的做法喔！

蘭，還有一瓶柑橘類的複方，之後我就離開房間去洗澡；回到房間後當下認不太出來這個氣味是什麼，感覺是一個成熟的男性氣味，但又不是陽剛猛烈的感覺，是很紳士、溫柔、體貼又有赤子之心的形象。

玫瑰純露些許的花朵調性軟化了岩蘭草的堅毅，甜馬鬱蘭帶來柔和的一面，而柑橘類精油搭上岩蘭草，能沉穩看待世事但依然保有天真。如果很希望嘗試花朵氣味，但又有預算上的限制時，純露真的是一個很好的選擇。

同時療癒身體與心靈的純露保養

在日常生活之中，我們可能會遇到一些小狀況，純露也都能派上用場。比如說，眼睛容易乾澀、疲倦，可以將純露浸濕化妝棉，濕敷眼睛 10 分鐘；也滿多人會想使用純露來當洗眼液，或像眼藥水般直接進入眼部。不過，一般能這樣使用的純露有四種：德國洋甘菊、羅馬洋甘菊、矢車菊、香桃木，其中前面三種很容易受到環境影響，開封後難以保證沒有微生物在純露裡開始生長，所以我不太建議把純露習慣性的當成洗眼液、眼藥水來使用。

如果真的遇到狀況，像是結膜炎，手邊有未開封的洋甘菊純露（當然前提也是有經過微過濾，裡面不會有微生物）可以考慮沖洗眼部，快速消除發炎的情況。但我自己的經驗，其實用濕敷就會有幫助了，而且還更為安全。

眼睛真的是很敏感的器官，原本就有不讓異物進入的機制，因此我們在保健上，應該選擇比較謹慎的方式，而不是增加風險、造成眼睛的負擔。

我的經驗中，玫瑰純露敷眼睛也很舒服，可以幫助血液循環，平常眼睛沒有什麼不舒服也可以敷，有一點點酸澀也可以敷，

敷完眼睛會覺得亮亮的，濕敷同時又可以持續聞到玫瑰香氣，心情也會平和；永久花則有化瘀的作用，如果前一天晚上痛哭，隔天又有重要會議不方便以紅腫的眼睛示人，可以考慮用玫瑰混合永久花純露一起濕敷。

永久花純露濕敷對瘀青有幫助，而當成化妝水使用時，能夠緊緻肌膚，均勻膚色，淨化斑點；它也常被用來當成漱口水，強化我們的牙齦，可用永久花純露與水採1：1的比例調和漱口3～5分鐘。這樣的做法遠比單純使用精油加到水裡漱口更安全，也不會對口腔黏膜造成刺激。

如同前面講的很多例子，純露都可以混合在一起使用，不會爆炸的！而且有時候混合在一起使用，反而會比單獨用效果更突出。

我其實一直都是使用大馬士革玫瑰純露做肌膚保養，但有一天剛好臉上起不明的疹子，就先買德國洋甘菊當場處理，果然不到10分鐘就開始消掉了。晚上保養前，我大量噴灑德國洋甘菊純露，希望可以讓疹子完全消掉，之後再進行一般的保養程序。結果，隔天醒來發現皮膚狀況比往常都還要細嫩滑溜。

德國洋甘菊強大的消炎作用也很適合拿來處理蚊蟲叮咬，如果嬰幼兒被叮到不方便擦油的地方（像是眼皮），這時候抹上一點德國洋甘菊純露，很快就退紅退腫囉！

最近使用大馬士革玫瑰混合馬鞭草酮迷迭香也覺得皮膚狀況很好！想混搭純露，可以先噴一種純露，再噴另外一種純露，或者把兩種純露同時混合在瓶中使用，依個人使用習慣方便為主。我常也會被問到，哪一種混合方式效果比較好，只能說就像餃子沾醬一樣，是要先沾醬油再沾辣醬，或者把醬油跟辣醬混在一碟，不是效果差異，只有個人感受不同。

純露常見的功能簡表

功能取向	純露種類
護膚 （外用濕敷）	玫瑰、茉莉、菩提（保濕） 橙花、金縷梅、薄荷、迷迭香、百里香、杜松、絲柏、尤加利、鼠尾草（控油） 洋甘菊、薰衣草、菩提、香蜂草（敏感肌） 天竺葵（平衡） 永久花、岩玫瑰、乳香、矢車菊（抗皺）
睡眠 （飲用）	橙花（自律神經）、洋甘菊（情緒）、菩提（安定心神）、薰衣草（紓緩焦慮）
消化 （飲用）	迷迭香、胡椒薄荷、月桂、檸檬馬鞭草、百里香、西洋蓍草（消化機能低下） 橙花、香蜂草（焦慮引起的消化不適）
呼吸道 （飲用）	香桃木、杜松、絲柏（咳嗽——長期狀況尤其適合） 百里香（初期，喉嚨有點癢癢卡卡時）、尤加利、迷迭香（提升整體免疫力） 香蜂草（有熱感的時候）
婦科保養 （飲用）	玫瑰、鼠尾草、天竺葵、絲柏（穩定婦科相關內分泌） 永久花、岩玫瑰（子宮內膜異位）

外用純露

使用化妝棉或面膜紙浸溼純露後,濕敷5〜15分鐘,不要敷到全乾。當面膜紙乾掉時,代表我們的肌膚表層也乾掉了,反而沒有補水又揮發掉了!面膜紙拿下後,確保肌膚是足夠濕潤的情況(也就是感覺水滴快要掉下來的情況),使用2滴左右的面油抹勻全臉,按摩直到吸收。

如果沒有時間敷臉,或臉部還不需要加強補水,可以用純露噴濕全臉到水滴快要掉下來的情況,然後一樣使用2滴左右的面油同時抹勻全臉,按摩直到吸收。

所謂「直到吸收」,是皮膚上沒有明顯水感與油感、光滑膨潤的狀態。如果不小心使用太多油,可以再補噴一點純露,繼續按摩到吸收,下次也要記得減少油量。我們雖然需要好油,但其實用量真的不用太多,寧願先少一點,不夠再加量,也不要一次用太多,覆油一樣難收。

第一次使用的純露,建議先少量、小區塊溼敷使用,確定沒有出現不舒服,再大面積、常態保養使用。如果首次測試使用出現不舒服,當下請盡快移除濕敷,用大量清水沖洗。如果持續出現不適情況請儘速就醫處理。肌膚出現刺激感的話,可以考慮改為搭配其他純露或純水,降低芳香分子比例,或用於其他部位(像是腳部、腿部等肌膚層較厚、比較勇健的部位)。

飲用純露

平時若想增添飲用水風味，沒有用量與比例的特定限制，依個人口味濃淡偏好加入即可。

350 毫升的馬克杯可以考慮從加入 10 毫升純露試試看，覺得味道不夠或者太濃，就再加入純露或飲用水來調整。

特定情況長期調理，建議一天使用 20 ～ 30 毫升比較容易感到幫助。純露本身是比較溫和的產品，每個人反應不太相同，有些人一點點量就會有反應，但也有人可能要連續使用一星期才感受到幫助。重點是在過程中要去感受身體變化，以及尊重自己身體的變化。純露並非藥品，如果有不適的情況，可以隨時停用觀察。

第一次使用建議先從 5 毫升開始，身體沒有出現不適，想加強感受再 5 毫升、5 毫升的逐量增加。

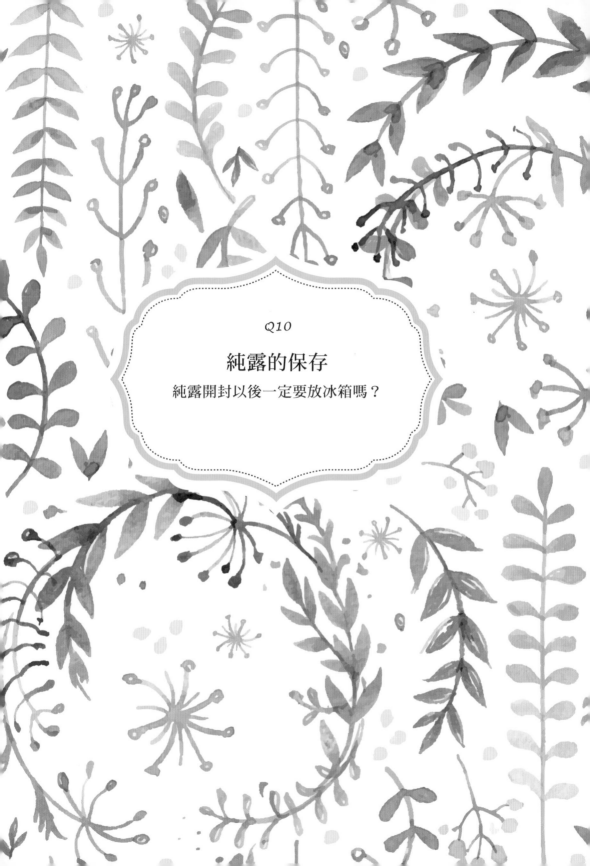

Q10

純露的保存

純露開封以後一定要放冰箱嗎？

每種產品適合的保存方式與本身的特質有關。純露是蒸餾植物芳香部位的過程中，得到含有水溶性芳香分子的水溶液，主要大部分為水，容易因照射到陽光、頻繁的變化，以及黴菌的影響而變質。針對這樣的特性，冰箱因為溫度穩定，也不是黴菌活躍的環境，更不會照射到陽光，是比較理想的保存環境。

不過，回歸到產品的特性，若保存環境本身是陰涼處，不會有明顯的氣溫變化，空間也沒有大量的黴菌，基本上純露也不會變質。由於每個人的保存環境條件並不相同，所以通常會建議最保險的保存方式，也就是分裝使用，不要每天、頻繁開關原裝瓶，減少原裝瓶中進入新鮮空氣（以及裡面微生物）的機會。原裝瓶放在冰箱冷藏保存，分裝瓶分出約兩個星期到一個月用完的量，用完再填充。自冰箱填充入分裝瓶時，一次性的溫度變化不會對純露造成致命性傷害，反覆的溫度變化還有頻繁灌入新鮮空氣（以及裡面微生物，這其實才是重點），是讓純露變質的主要原因。

另外，純露要保存在冰箱裡面，而非冰箱門上，因為冰箱門是冰箱中溫差最大的地方。

除了保存環境條件，每種純露本身的穩定度也有所不同。像玫瑰、沉香醇百里香純露本身抗菌力就比較強，比較不容易受到環境影響而產生變化，如果連這樣的純露都很快變質了，那麼真的要注意保存環境是否太過潮濕，或者需要做全面性清潔。

另外一端，像是德國洋甘菊、羅馬洋甘菊、矢車菊、金縷梅等純露，個性比較嬌嫩，所以保存環境力求穩定，建議若短時間內（一個月）無法用完，分裝出來使用，原裝瓶放冰箱保存。分裝使用時，最好先用酒精將分裝瓶潤洗一次，倒掉酒精，再倒入一些些純露潤洗一遍，減少可能殘留的酒精氣味，之後再正式分裝純露進去。

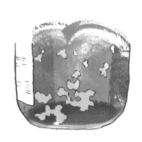

純露中如果出現像雲朵般
的懸浮物，不要再直接用
於敏感部位

純露已經產生變質的訊號

那麼，要如何判別純露產生變質呢？純露開封後因為接觸到
空氣，氣味上會產生一些些改變，這個是正常的，但如果出
現了很明顯的酸敗氣味，那麼可能就已經產生變質。像是剛
煮好的飯與放了半天之後相比，氣味上一定有所不同，可是
這樣的氣味差異，跟飯餿掉的氣味相比，還是非常不一樣。

此外，如果純露中出現懸浮物，也是產生變質的指標。純露
在整個生產過程中，從蒸餾完畢到收集再到填充包裝，過程
中有各種汙染的可能性，對於品質要求的廠商會用各種方式
避免這樣的情況發生，例如無菌的收集、填充環境，或者填
充時使用微過濾，降低純露中可能存有的微生物數量。

理論上，好品質的純露不應該出現肉眼可見的雜質，不過在
我的使用經驗上，還是遇過純露中有些許植物殘渣累積在瓶
身底部，隨著搖晃液體時而浮動，靜置一陣子後又沉澱，但
並沒有影響使用的品質。

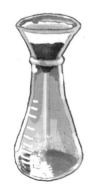

可是，如果出現了像雲朵一般的懸浮物，就建議不要再用於
細緻敏感的皮膚部位（如臉部、私密處等）。一般身體正常
的情況下，遇到一些微生物、黴菌，是有足夠的抵抗力可以
處理的，但若身體已經處於較弱的情況（又不自知），大量
使用已有微生物發展的純露，會產生不好的影響。尤其是用
在嬰幼兒、孕婦及年事已高的長輩時，更要注意純露品質。

純露變質了，該怎麼處理？

那麼，若手上的純露產生變質該怎麼辦？全部倒掉實在會有些心痛，通常我會把純露過濾一次（用咖啡濾紙或細緻的棉巾、紗布巾），把懸浮物濾掉後將純露煮沸。

煮沸過程中會散失掉一些芳香分子，因此作用會比原本的狀態來得弱一些，但依然會有香氣。煮沸後我可能會直接當泡腳水用，或者填裝進瓶子裡，在清潔時加入水中，讓環境有植物的芳香。

這樣看起來，純露的保存似乎有些麻煩，也因此有些廠商會在純露中添加防腐劑或酒精，這樣產品變質的可能性就會降低許多，但這同時也代表我們在使用這樣的產品時，會一起接觸到防腐劑和酒精，長期下來有可能造成皮膚的不良反應。通常我們也不會稱呼這樣的產品為純露。

另外，由於純露是蒸餾植物而得的產品，因此它的氣味、成分也會受到植物生長當時的風土條件影響。

每一年，甚至是同一天不同時段採收的植物，蒸餾出來的產品氣味上都不會完全相同，就像是每一年的橘子，雖然都有橘子味，但不會完全一樣。

這樣氣味上的變異不見得每個消費者都能接受，也有廠商會加入人工香精，讓每一年、每一批產品的氣味聞起來都能標準化、一致。這樣的產品也不能被稱為純露。在購買產品時，要多了解與確認供應商提供的產品內容究竟為何，若有添加其他物質在裡面，是萬萬不可拿來飲用的。

純露這樣鮮活的特性，對於習慣使用一般市售保養品的消費者來說，會變成在轉換芳療保養路上的阻力。市面上多得是動輒放三五年都不會壞的保養品，擁有數十年如一日的氣味。

不過，可以思考的是，這樣「穩定」的產品，背後又是由什麼樣的成分建構出來的？就像是新鮮水果與水果罐頭的差異，如果我們吃水果是希望能獲得酵素、維生素等營養素，那麼新鮮水果會是比較好的選擇，但同時我們就會承擔因存放環境與時間造成的變質風險。

如果是為了口味上的考量，希望每次都吃到一樣甜度的水果，那麼，人工加工過的水果罐頭，可能比較容易達到這樣的需求，但是否能像食用新鮮水果般攝取到營養素，以及長期食用水果罐頭會不會產生糖分攝取過多的問題，就是消費者需要考量後做出選擇。

純露變異度表

(1) 容易受汙染的純露

開封後一個月內無法用完，務必分裝使用，並將原裝瓶放在冰箱內保存：德國洋甘菊、羅馬洋甘菊、矢車菊、金縷梅、聖約翰草、菩提、橙花、香蜂草、茉莉等。

(2) 次易受汙染的純露

在氣溫較高、變化較大時，建議放冰箱保存：杜松、薄荷、西洋蓍草、絲柏、大西洋雪松、檸檬馬鞭草、香桃木等。

(3) 不易產生懸浮物的純露

若是外用，且冰箱沒有空間存放，可考慮放在陰涼處保存：玫瑰、百里香、尤加利、迷迭香、肉桂、薰衣草、永久花、月桂、鼠尾草、茶樹、乳香、天竺葵等。

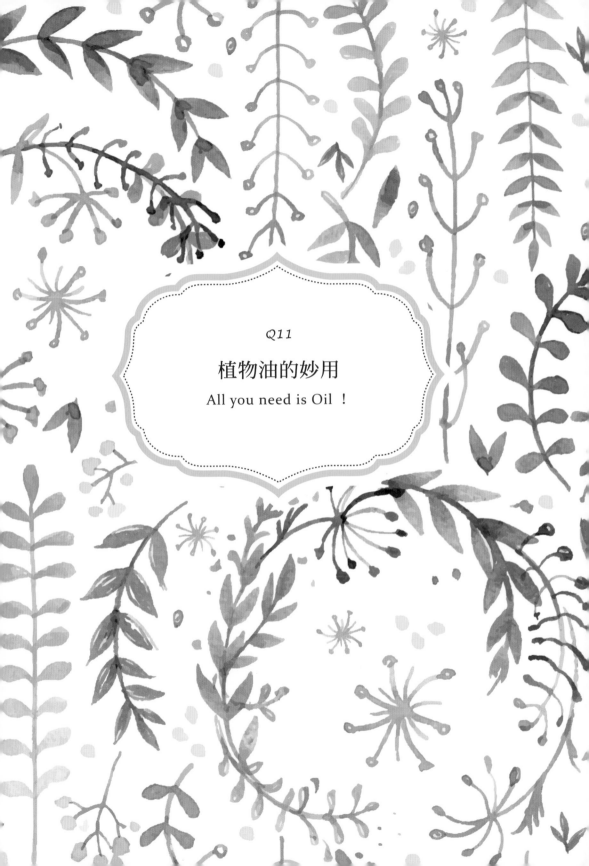

Q11

植物油的妙用

All you need is Oil ！

以我自己的經驗及跟眾多芳療使用者交流的觀察，植物油在接觸芳香療法的過程中，常會被擺在最後一個順位才被認識、使用到。

直觀上，芳香療法就是有香氣，所以精油長期以來都是最亮眼的主角。近代芳香療法發展後沒多久，在英國成為肌膚保養的一種方式，也因此在保養品中，不乏看到各種芳療產品出現。近年來純露成為新興的紅人，有從「蒸餾精油的副產品」躍居護膚保養新寵兒的姿態。然而，植物油這個其實每天都在使用的產品，在芳香療法中卻一直是低調到接近被忽略的存在。

可能正因為日常生活中已經太常使用植物油，每天飲食中一定會有它，所以反而「近廟欺神」，不覺得它有什麼神奇之處要特別了解；二來，有許多疾病被說明是因為生活中有過多油脂造成，因此當要使用植物油時，反而可能會有影響健康的疑慮；三來，植物油單獨使用時，在肌膚上比較容易出現「油感」，這可不太討喜！尤其油性膚質的人已經體驗「油感」，想到要油上加油，難免心生抗拒[1]。

回到原初，為什麼芳香療法中會使用到植物油呢？因為精油本身不適合長期直接塗抹在肌膚上，因此需要稀釋的介質。在眾多可以溶解精油的介質候選人中，植物油對於肌膚保養及身體保健突出的效果，最適合擔負這個重責大任[2]。

註 | 1 油性肌膚為何還要使用植物油保養肌膚？在肌膚保養篇，p.153 中有詳細說明。
2 精油溶於油脂與酒精，酒精本身也具有揮發性，不適合長期塗抹肌膚，以免水分散失，出現乾燥、脫皮、脆弱、敏感的情況。

不過，由於前面提到的三個因素，加上調配按摩油時要計算濃度，因此，雖然植物油在芳療中扮演很重要的角色，但好像是一個「麻煩」的輔助角色；對大部分的使用者來說，它還是比較不被重視的。

當我自己開始認真了解植物油的特性後，覺得它實在是我們身體健康運作的基石，不應該僅只是芳療中的配角。那麼，植物油的重要性何在呢？

植物油的重要性

我們飲食中攝取的營養素可分為六大類：蛋白質、脂肪、醣、維生素、礦物質、水。這六種營養素在身體維持健康的運作中，皆有著不可或缺的地位。

脂肪在現代社會中幾乎被視為萬病的根源，而構成脂肪的脂肪酸則被避之唯恐不及。事實上，身體的細胞膜原料就是來自脂肪酸，腦細胞、神經細胞的原料也是脂肪酸。我們的細胞每天都在更新，如果沒有好的原料，就很難產出好的細胞，因此，攝取品質良好的脂肪酸是非常重要的一件事。

除此之外，神經細胞之間的訊息傳遞也需要脂肪酸，有許多身體的情況往往只是因為欠缺足夠的信差來傳遞訊息，因此造成系統的失調（像是經前症候群、過敏等）。

更何況，有些脂肪酸是身體穩定運作一定需要的，但偏偏人體又無法自行合成，必須透過飲食攝取才能夠保持身體健康，這一類的脂肪酸我們稱之為「必需脂肪酸」，而植物油正是這一類脂肪酸很好的來源。

植物油、礦物油與動物油脂的比較

植物油在植物的生命中扮演著能量供給的角色，當新生的植物尚未發展出自行光合作用的能力前，就會使用儲存在種子中的油脂供給自身生長營養。

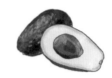

植物油來源常是植物果實、種子、胚芽

除了植物油之外，我們常聽到的油還有動物油脂及礦物油。這些油脂都可以稀釋精油，但為何芳療獨獨使用植物油呢？

因為，植物油除了三酸甘油酯這個油脂的基本成分外，由於植物生長擁有各種需求，不同植物油還會有許多脂肪伴隨物質，能夠強化脂肪酸在身體內的運用效果。

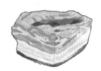

動物油脂常在飲食中已攝取足夠

像是酪梨油，來自於酪梨果肉，對於植物來說繁衍是最重要的事，富含油脂的果肉吸引了動物採食，然而果肉中還有其他成分，可以保護果實不易受到天氣影響而失去對於動物的吸引力；或者可延長果實的成熟時間，擁有更長的賞味期限，能等到動物來食用、幫助植物繁衍。這些成分對於植物油的保存與皮膚保養都有很高的價值，也是動物油、礦物油比較沒有的特色。

現代飲食習慣中，葷食者大多已攝取足夠或過多動物油脂[3]，且飲食中的動物油脂大多為飽和脂肪酸，身體可自行合成，因此不必再錦上添花。

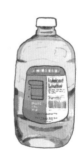

透明無色的礦物油來自於石油提煉

礦物油則是從石油提煉而出，特色是穩定，質地滑潤，保護效果好，但若要積極提升膚況，比較難做到，可以把礦物油想像成保鮮膜，能夠保護食物新鮮，但對於已經開始敗壞的食物卻無回天之力，無法使其恢復到健康的狀態；對於皮膚

註 | 3　魚油富含不飽和脂肪酸，但同時也有毒物累積的疑慮，若想補充不飽和脂肪酸，植物性的來源應該會是更加安全且環保的選擇。

保養也是，礦物油很適合拿來保護肌膚不受到外在物質刺激（如洗碗精等清潔劑），但當皮膚已經受損、老化時，礦物油最多被動隔絕刺激，無法主動提供營養，讓肌膚回到更健康的狀態。

不過，遇到嚴重燒燙傷的時候，防止水分散失的表皮層可能已損壞，讓真皮層直接暴露在空氣中，可能會造成脫水，而這時幾乎不會與細胞有反應的礦物油，就是防護的最佳選擇；如果用到植物油，反而會因其高活性而讓肌膚更加疼痛。每一種油脂有其特性，使用者在了解之後，就能依自己的需求挑選真正適合的產品。

擁有豐富營養價值的植物油

除了將植物油塗抹在肌膚上，其實我們最常做的就是口服植物油。聽起來好像很專業，其實就是每天都在做的飲食攝取，這個看似平凡無奇的生活習慣，裡面暗藏玄機。

前面提到，脂肪酸是身體維持健康運作必要的營養素，但當我們吃進脂肪酸後，它並不會像擠果汁一樣，轉眼就變成身體可以利用的物質，這中間會經過一連串的化學作用，需要身體中的礦物質、維生素還有酵素一起參與。

並不是所有吃進來的脂肪酸都可以順利參與這個過程，經過高溫、重複加熱的油脂，營養素已經被破壞了，身體可利用的資源也變少了。

因此，在使用植物油時，要特別注意品質是否已經被破壞，以及使用方式會不會造成營養素流失。

大部分的植物油提供了豐富的不飽和脂肪酸[4]，這些脂肪酸可分成三類：Omega-3、Omega-6、Omega-9，它們分別有不同的功能。Omega-3在身體內會被轉化成前列腺素三（PGE3），這種內分泌物質擁有消弭前列腺素二（PGE2）的作用，也就是減少發炎反應，是大腦、神經及眼睛組織的細胞基石。所以，常有人提到過敏或皮膚炎可以多吃富含Omega-3的植物油，想要改善視力也可以使用，代表性的植物油有亞麻籽油，α-亞麻酸是它的主要成分。

Omega-6則是會被轉化成前列腺素一（PGE1）以及前列腺素二（PGE2）。前列腺素一同樣可以消炎，還會影響神經傳遞，前列腺素三與前列腺素一相比，前者像是保全或警察，後者則像國家元首般能發號施令，並宣告國家危機已經解除；至於前列腺素二，它負責讓白血球聚集在一起，也會增加痛覺敏感度。這對於身體來說是很重要的事，就像是警報機制，讓身體面對不友善的入侵者做出適當回應，以維護健康運作。

然而，當前列腺素二過多時，身體的警報機制就會過度敏感，可能只是很少的物質進入身體，都會被判定為極大的危險而產生劇烈反應，這也就是我們俗稱的「過敏反應」，嚴重時甚至會造成自體免疫攻擊。

值得慶幸的是，自然的物質總是保有特定的平衡。當我們攝取到植物油中的Omega-6時，身體大部分會將其轉化為前列腺素一，只有在需要的時候才會被召喚，啟動轉換為花生四烯酸，再轉換成前列腺素二。

註｜4　市面上很常見的椰子油主要為飽和脂肪酸，因為身體能夠自行合成，且飲食中大多有足夠來源，所以在此不多討論。值得注意的是，椰子油中雖然有一些中鏈脂肪酸，這類脂肪酸可以快速被身體拆解利用、點燃新陳代謝，但主要還是由飽和脂肪酸構成，除非是特別做過成分調整的椰子油，不然還請留意自己生活中飽和脂肪酸的攝取量喔！

那麼，為什麼我們還是常有過敏情況呢？這是因為肉、蛋、奶中含有豐富的花生四烯酸，它會直接轉換成前列腺素二，我們吃進去多少，身體就會轉換多少，而不像植物油的來源，身體會依需求去調整轉換比例。過去提到減緩過敏、炎症等情況，較常建議增加 Omega-3 的攝取；其實植物油的 Omega-6 脂肪酸更有幫助，尤其像是 γ - 亞麻油酸，在體內會更有效的直接轉換成前列腺素一，而富含 γ - 亞麻油酸的植物油，則有黑醋栗籽油、琉璃苣籽油、月見草油等。

至於 Omega-9 這類脂肪酸，其實身體也可以自行合成，但是吃進去利用的效率比較高。最常見的 Omega-9 脂肪酸是油酸，最具代表性的植物油就是橄欖油了。印象中，橄欖油降低膽固醇、減少心血管疾病的作用，主要是來自於 Omega-9 的作用，當然，還加上橄欖油其他的脂肪伴隨物質（像是橄欖多酚、植物固醇）來加成效果。

脂肪酸進入身體中，後續的化學反應都會利用到同樣的資源：維生素、礦物質、酵素等。身體中這些資源有限，變成脂肪酸會彼此競爭，所以，保持脂肪酸平衡攝取是很重要的一件事，不能偏廢。

有一說，Omega-3 與 Omega-6 最理想的比例是 1：3，而大麻籽油的脂肪酸正好符合這個比例。因此，如果想要體驗植物油帶來的身體平衡運作，但又沒有什麼特定的需求，大麻籽油是全面照護的好選擇[5]。

註｜5 可惜台灣目前法規規定，大麻籽油是由二級毒品大麻所提煉製成的產品，依法不得進口與銷售。但其實大麻影響神經系統的成分「四氫大麻酚」在大麻籽油裡含量非常少；一般食用的情況下，應該還沒有迷幻感就先因為攝取太多油脂而腹瀉不止了。但若開放進口，後續管制可能會有諸多不易，基於各種考量，大麻籽油原本在 2012 年有望正式合法化，後來又被擱置了。

三種不飽和脂肪酸的比較

	Omega-3	Omega-6	Omega-9
身體需求	必需脂肪酸	必需脂肪酸	人體可合成
產生內分泌物質	前列腺素三	前列腺素一、二	幫助前列腺素三利用
作用	減少發炎、血液凝塊。大腦、神經、眼睛細胞基石	一：影響神經細胞傳遞、抗拒發炎反應 二：聚集白血球、增加痛覺	降低膽固醇、減少心血管負擔

透過認識植物油的成分，我們能大略掌握一種植物油的特性。然而，每個植物因為生長環境不同，種類特性不一樣，也會發展出相異的脂肪伴隨物質，這些物質加總起來造成的作用，並非像計算機按數字一般加總即可。這比較像是我們在認識新朋友一樣，知道一個人的成長背景、從事的行業、平日的嗜好等，或許才可以稍微多了解一些他的特質。

但是，這並不代表一個人的全部。反過來說，就算我能列舉出好友的身世背景等基本資料，卻也無法就此說明為何我們會是好朋友？為何我就與他相談甚歡？

使用芳香療法就是在與植物對話，植物油如此，精油、純露亦如是。同樣的產品，用在不同人身上會有不同的火花，就像與人交往一般，光看個人簡介與真正去聊天認識會有差異。真正去使用產品，細細體會它與自己身體的交互作用，也能夠更了解自己。

三酸甘油酯是什麼？
（飽和、不飽和、反式脂肪是什麼？）

在我接觸植物油的過程中，最頭痛的就是各種化學了。偏偏，植物油的許多特性就是跟化學分子有關，像是前面提到的各種脂肪酸，其實就是由其化學結構的樣貌來命名。

油脂的主要成分：三酸甘油酯結構圖

油脂基本上就是三酸甘油酯，是一種由一個甘油分子和三個脂肪酸分子組成的酯類有機化合物。如上圖所示，油脂有共同的部分，也就是前端的甘油結構，它們會串連在一起，後面接著不同的脂肪酸。像我這樣對化學一竅不通的人，就把這樣的東西想成是一所學校，學校中老師就是那幾位（就像甘油結構的部分），但是學生班級就很不一樣了（像是後面脂肪酸的部分）。

有一類班級，學生都超級乖，老師講什麼就做什麼，上課乖乖聽講，一邊看黑板一邊抄筆記。可以想像這樣的班級很穩定、很安靜，帶

起來得心應手，要學生做什麼馬上就會做什麼，這就像是「飽和脂肪酸」；而有另外一類班級，大部分學生也是乖乖上課，可是有一些學生比較坐不住，喜歡換位子跟同學聊天，這樣的班級就會比較活潑，擁有「不飽和脂肪酸」的特性。

前面提到的 Omega-3、Omega-6、Omega-9，就是指這種活潑學生的所在位置。Omega-3 就像是黑板前三排都坐著彼此聊天的學生，甚至後面幾排也會有；Omega-6 則是第六排都是這樣的學生，後面幾排也有；Omega-9 就不太一樣了，可以把它想成距離黑板最遠的第九排有兩個在聊天的學生，雖然不是全都乖乖上課抄筆記，但跟前面兩種情況相比，還算是穩定。

把這樣的特質帶入脂肪酸與身體的交互作用，Omega-3 跟 Omega-6 都是比較活潑的脂肪酸，進入身體之後，會自己主動去找細胞來交朋友；Omega-9 雖然也有主動交朋友的能力，但就不像其他兩類那麼活躍。

另外還有一種脂肪酸叫作反式脂肪酸，人體並無法辨認及利用這種脂肪酸。這種脂肪酸以極微量的方式存在於自然界中。量少時，人體有能力可以排出這樣的脂肪酸，但是當大量攝取時，超出身體能處理的量，就會囤積在體內造成不好的影響，最常見是堆積在心血管、形成內臟脂肪等。這類脂肪酸最大的來源，就是高溫破壞後的油脂及人工加工油脂，像是乳瑪琳這種人造奶油或是酥油等。

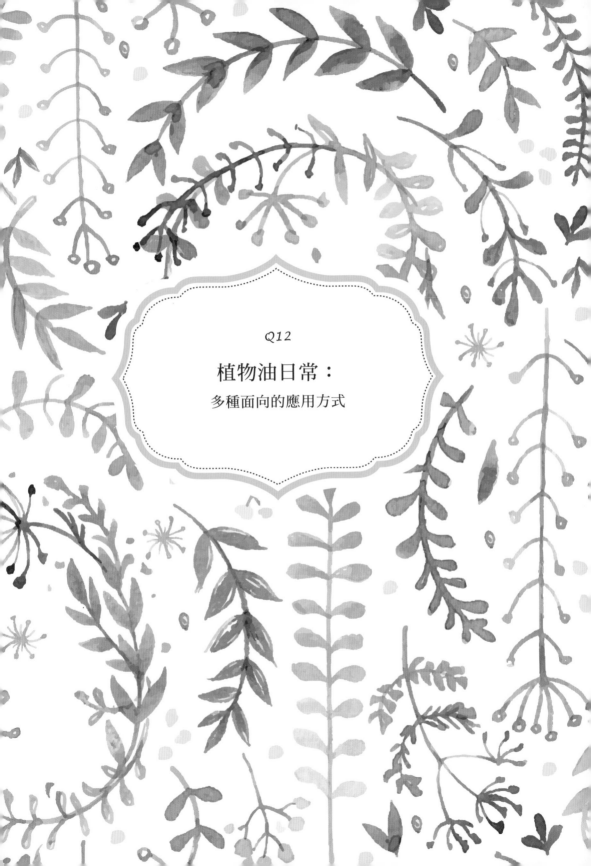

Q12

植物油日常：

多種面向的應用方式

閱讀到這裡，希望你可以理解植物油是構成身體健康運作不可或缺的存在。那麼，我們該如何把這樣的好東西運用在生活之中呢？其實最簡單的方式就是從吃開始。我們最常接觸到植物油的機會其實就在飲食中，然而現代主流的飲食、烹調習慣讓我們雖然吃進去許多油，但真正可以被身體拿來利用的卻非常少。

上一篇提到，植物油中的脂肪酸會與身體產生許多互動，當植物油的溫度過高，這些原本可以被身體拿來利用的脂肪酸就會產生變質，變成身體處理起來非常沒有效率的反式脂肪，其他可貴的脂肪伴隨物質等營養也會被破壞掉。因此如果希望感受植物油對身體帶來的幫助，挑選冷壓初榨的植物油口服是很好的方式[1]。

要直接吞一口油到肚子裡，想來也許會有些心理障礙，或許我們可以用理智說服自己做這件事，但其實也可以不用那麼糾葛。品質良好的植物油都會有一種油脂香氣，這種味道拿來拌麵或者沾麵包，都非常適合。

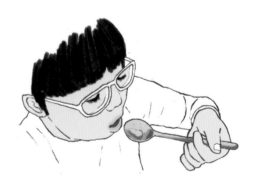

註｜ 1 荷荷芭由於大部分是植物蠟，人體無法代謝，量多還會造成腹瀉等消化不良的情況，因此不會拿來用於口服保健；另外，冷壓的杏桃核油（Apricot，*Prunus armeniaca*）因為其中苦杏仁苷的成分未被高溫破壞，因此若口服保健可能會在身體產生過量的氫氰酸這種具神經毒性的物質，所以也不會拿來口服使用；蓖麻油傳統中是作為腹瀉劑使用，因此也不建議拿來口服保健。

像是已經普遍使用的橄欖油,如果還是難以入口,可以加上檸檬汁攪拌一下輕微乳化,就成為很好的沙拉醬,用來拌生菜或汆燙過的青菜都很不錯;另外,像是榛果油飽滿的堅果香,也讓人輕易就忘記在吃油;除此之外,葡萄籽油帶有一些果皮香氣,如果沙拉中有水果搭配起來也很宜人。我個人喜歡在優格中加入穀片、果乾、新鮮水果與堅果之後,再淋上一些些覆盆莓籽油,讓酸味與甜味融合不同層次的果香在口中跳舞。

不過我最愛的還是用昆士蘭堅果油烤吐司,先將吐司放入小烤箱中烤三分鐘,下方受熱面會呈現些微酥脆的表面,拿出來後翻面,在酥脆表面淋上昆士蘭堅果油,再放入烤箱中烤三分鐘,這時候你就會聞到天堂般的味道,時間到之後,就能享受香氣豐盈、口感無懈可擊的吐司了!如果覺得少了點什麼,可以在烤完後淋上一些蜂蜜,讓味道更豐富。

如果手邊有水果,像我自己比較偏愛香蕉跟酪梨般較綿軟的口感,當季的草莓也是很棒的選擇。這些水果可以切片放在烤過的吐司上,再淋上蜂蜜。假設家中剛好有肉桂粉,就可以再灑一些在最上面,光這樣,就是會讓人非常滿足的點心了!如果再配一杯果汁、牛乳、豆漿,或者上面提到的綜合果乾堅果優格加覆盆莓籽油,就是很棒的一頓早餐,極度推薦嘗試!

當然,最實際的做法其實還是從調整飲食及烹飪的習慣做起,謹慎使用料理用油,確保油脂本身的營養沒有在製造過程中因加工而被破壞,用好的油,也用好的方式使用這些油。炒菜時可以用水炒法,少量的油搭上較多的水分,讓鍋中溫度不至於到達植物油的冒煙點;或者嘗試改為汆燙後瀝乾淋上植物油,再加上一些海鹽或香料粉,其實就有很棒的風味。

如果平常有烘培的習慣,也可以考慮將昆士蘭堅果油、榛果油、椰子油這類富有香氣的植物油加入食品中,尤其像椰子

油的飽和脂肪酸占大部分，容易形成固態，能取代部分奶油的用途。

用植物油油漱、洗油澡與洗油頭

除了把植物油吃下肚以外，還可以把它含在口中漱口，這在印度傳統療法「阿育吠陀」中是很重要的一種排毒方式。俗話說病從口入，口腔其實是我們與外界接觸的關卡之一，而植物油本身較容易穿過細胞間隙，將身體內的毒素帶出，因此每天使用 3～5 毫升植物油，漱口 10～15 分鐘，可以有很好的排毒效果[2]。

所有品質良好的植物油都可以拿來使用，有滿多人分享使用芝麻油與向日葵油油漱時，會有痰被抽出來的感覺，而使用橄欖油油漱時，則是有鼻涕被吸出來的情況[3]。除此之外，其實口腔的健康對於我們的身體也有很大的影響，有時候一些長期不解的消化問題，其實與失衡的口腔環境有關係，像是口腔唾液分泌不足時，除了可能有口臭、蛀牙的情況，進食過程也會因為沒有口水潤澤而更為困難，澱粉也少了一道關卡被消化成醣類給身體利用。而油漱法可以刺激口腔分泌唾液的功能，進而達到口腔環境平衡。

註 | 2 漱完口的油脂務必要吐出，有朋友分享家中長輩因為覺得把油吐掉浪費，因此習慣性又將油吃下肚中。其實，漱口後的油脂理應會有許多口腔的細菌、代謝廢物等等，如果偶爾不小心吃掉是不會有太大影響，但若刻意為之，反而與「排毒」的初衷相違背了。吐出的油脂不要直接沖下排水管，長期下來會造成水管阻塞。可以吐到廢報紙或衛生紙吸附後丟掉，或者利用一些清潔劑將其變成泡泡後再排到下水道，會是比較妥當的處理方式。
3 每個人油漱後的反應會不太一樣，主文中提到的是大部分人會出現的反應，口腔附近的多餘黏液會被加速排出。我個人使用上，最有感覺的是過去生活中在聚會飲酒後使用油漱，會讓精神更快恢復到正常的狀態。

124

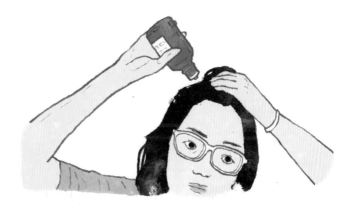

除了口腔排毒之外，我們還可以透過身體最大的器官——皮膚來排毒，這也叫做洗油澡。使用方式很簡單，將植物油塗滿全身肌膚，這個過程大約需要 10 ～ 15 分鐘不等，每個人需要的油量也不同，建議準備至少 30 毫升的量。塗完之後稍等一下，大概 5 分鐘的時間，這段時間裡面，植物油容易滲入肌膚的特性再次派上用場，幫我們進行全身性排毒，之後就可以把這些帶著新陳代謝廢物的油脂充分洗乾淨。

洗完之後每個人的反應不太一樣，但大部分都會覺得很想休息、睡覺，我個人使用完會覺得身體變得比較鬆、比較輕盈，像身處雲端的感覺；由於這樣的排毒範圍比較全面，對於身體的影響也比較大，因此我會建議一個星期做一次就已經足夠了。

在沖洗的時候，由於多了油脂，會需要比一般洗澡多洗一到兩次，這是很正常的。洗完之後，地板上可能會有一些油膩的感覺，使用小蘇打粉灑在地上再輕輕刷洗一下，就可以恢復清潔。

就我的觀察，在洗油澡的時候常會遺漏一個地方：頭皮，其實它也是很值得單獨用油來塗抹排毒的地方，又叫做洗油頭。方法跟油澡一樣，只是局限在頭皮的部位。除此之外，還可以把油脂順到髮絲，一併護髮。

用滴管瓶或有滴頭的瓶子會比較好操作，將頭皮分區，髮絲撥開，滴上油後仔細推開；如果手邊有木梳的話，也可以在這時候好好梳頭、按摩頭皮，幫助循環。通常這樣的過程要10～15分鐘，再加上預備洗頭的時間，頭皮護理已經很充分了，不需要另外等待就可以洗掉。

洗頭時，要確保將油脂充分洗乾淨，我們的頭髮遇到水時，毛鱗片會打開，因此會有一些阻力的感覺，就像用手去摩擦洗乾淨的瓷器，要洗到這樣的狀態才是真正有洗乾淨，大概會比一般洗頭多洗2～3次。

如果說手上原本的洗髮精不管洗幾次都是一樣滑順，建議換一瓶無矽靈成分的，或者改用手工皂洗頭[4]。好的手工皂搭上洗油頭真的會讓人有上天堂的感覺，毛細孔完全打開，非常舒服。我的經驗是，在頭皮沒有特殊問題之下，連續四次洗油頭之後，頭皮狀況會變得更加穩定。如果是冬天的話，大概可以4～5天不洗頭但沒有特別的出油與發癢。

如果有一些頭皮情況想要調理，可以將精油加入洗油頭的油中，頭皮是臉皮的延伸，因此精油比例不用太高，1%即可。像是薰衣草可以穩定毛囊與角質代謝，迷迭香與雪松控油效果突出，植物油可以考慮加上伊諾菲倫油，對於促進毛囊生長特別有幫助。

註 | 4 關於使用手工皂洗頭的詳細介紹，請參考 p.220

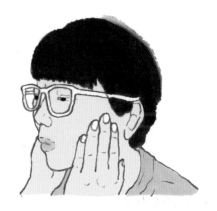

如果是因為壓力大而有掉髮情況，快樂鼠尾草可以控油又能幫助放鬆神經，加上梳頭按摩，就是自己幫自己做紓壓SPA。充分洗乾淨再吹乾頭髮後，應該會覺得髮根比往常更加有支撐力，髮絲也比較輕柔。這時，可以再用少許植物油滴在掌心，抹勻後稍稍抓一下髮絲的中後段，利用植物油填補不規則的毛鱗片排列，還能滲入髮芯加強韌度，以減少頭髮斷裂。

平常洗完頭，也可以趁濕髮的時候取少量植物油，先在掌心還有指縫間搓開，然後從髮絲末梢開始抓，再往上抓到中段頭髮，最後輕拍頭頂部位；利用濕髮的水分加強植物油的延展性，讓每根髮絲接觸到適量的植物油，避免過量植物油造成厚重感。

關於植物油護髮用量的原則是：越少越好。寧願先用1滴，不夠再多滴1滴，也不要一次取用太多，反而讓髮絲變黏膩。肩膀以上短髮基本上1滴就夠了，過肩以後可以考慮2滴，到肩胛骨的長度使用2～3滴，隨著長度區間增加再增加1滴植物油。

經驗上來說，通常覺得「這樣好像太少？」往往才是剛好的分量，再次提醒，寧願先少量用，不夠再補，也不要大量用！

植物油的肌膚保養術

在芳香療法中，最常見的植物油用法就是作為按摩油了，不管是臉部護膚或者全身按摩，都需要植物油來潤澤我們的肌膚。如果用植物油來按摩臉部，可以去除皮膚上的多餘物質，也可達到卸妝的作用。以都市空氣的汙染程度，不管有沒有化妝，都建議每天花 3 ～ 5 分鐘進行植物油臉部按摩，將可能造成臉部毛孔阻塞的物質清除乾淨。

只要使用約 50 元硬幣大小的植物油，抹勻全臉，然後開始輕輕畫圈按摩即可。在這過程中可能感覺什麼事都沒有發生，或者會漸漸搓出一粒粒小東西，這可能是老化、要代謝的角質，或者是原本肉眼不可見的髒汙，都是很正常的；之後利用純露或水沾濕化妝棉輕輕擦過，再進行一般洗臉清潔程序，最後，你將會不自覺想一直摸自己的皮膚。

清潔完以後就要做保養了，關於肌膚保養，由於牽涉到純露與精油，還有最重要的肌膚構造，將會在 p.149 有完整說明。

除此之外，有些植物油有阻隔 UVB 短波進入皮膚表皮層[5]的能力，像是荷荷芭、覆盆莓籽、黑莓籽、摩洛哥堅果油、酪梨油等，直接塗抹或混合一些薰衣草精油再塗抹，都可以減少肌膚曬傷的情況。

以我個人的使用經驗，雖然植物油防曬無法阻擋 UVA 長波進入真皮層造成黑色素活躍（也就是只防曬傷不防曬黑），但若搭上物理性遮蔽防曬，如帽子、防曬外套、遮陽傘等，2 年使用下來，肌膚反而感覺比較白。也許是因為像覆盆莓、黑莓籽油可以很好的促進細胞再生，因此跟變黑相比，白的速度好像更快一些。

註 | 5 什麼是表皮層，請參考 p.150 的肌膚構造介紹。

浸泡油是拿來泡澡的嗎?

浸泡油是指將植物的芳香部位浸泡在植物油裡的產品,不是指人浸泡在洗澡水裡加的芳香劑喔!

為什麼會有浸泡油呢?有些植物的精質比較不容易萃取,因此我們將植物的芳香部位浸泡在植物油裡,將精質脂溶性的成分釋放到油中,就能夠獲得具有植物有效成分的按摩油了。由於這樣製作出來的浸泡油中含有的精油濃度並不高,因此可以直接把浸泡油當成按摩油塗抹使用,不必像使用精油調和按摩油時,需要計算濃度以免造成皮膚刺激。

浸泡油的種類五花八門,各有特色。

像是山金車浸泡油,它特別擅長處理關節、肌肉痠痛,基本上國術館在處理的情況它都能派上用場;聖約翰草浸泡油同樣也可以處理肌肉痠痛的情況,也有滿多資料提到它可以處理神經性疼痛,另外也很適合用於曬後皮膚修護,只是它有一點點光敏性的成分在裡面,雖然劑量很低,一般來說不會造成太大刺激,但若是平常皮膚就比較敏感的朋友,建議還是在晚上使用。

另外,還有一個我個人覺得居家必備的浸泡油,就是金盞花浸泡油。皮膚產生過敏情況,出現突如其來的小疹子,或是因為過敏而有的紅腫癢,都能使用它來改善情況。金盞花浸泡油非常溫和,也適用於小寶寶,尤其像是口水疹、尿布疹,除了頻繁更換尿布避免悶熱,在包上尿布前塗抹一點金盞花浸泡油,增加防護力同時又能修護肌膚。

因為浸泡油本身就是植物浸泡植物油而成，所以我們也可直接把它當成基底油調和精油使用。只是在濃度計算上，由於裡面已經有些許植物精質，我們加入的精油比例要再調低一些，約減少 1～ 2%。

如果常運動，可以使用聖約翰草浸泡油，調和薰衣草、甜馬鬱蘭和一點檸檬香茅（2：2：1），就是很好的運動後按摩油；加上同步進行按摩與伸展，隔天起床就不會鐵腿啦！

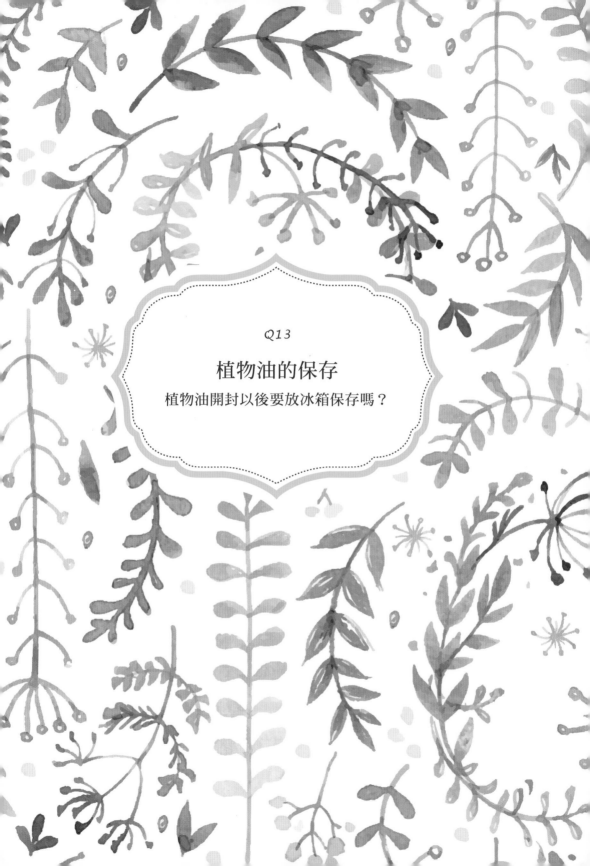

Q13

植物油的保存

植物油開封以後要放冰箱保存嗎？

植物油的主要成分是各種脂肪酸，最容易造成脂肪酸產生變化的不是溫度，而是空氣中的氧氣。所以，我們在保存植物油時，減少產品接觸空氣的機會才是關鍵，是否要放冰箱保存，反而不是重點。

不過，純露就很需要放在冰箱保存，所以如果冰箱有空間的話，請植物油讓位給純露吧！如果把植物油擺在冰箱裡，但每天開開關關，植物油依然會很快產生變化。所以重點是把植物油分裝使用，不要每天打開讓它有機會接觸到更多氧氣進行氧化反應。如果是要調按摩油，通常大概就分裝出 3 ～ 6 個月能用完的量。

對於身體有高效能的油，同時就是比較活潑、會與氧氣產生反應，因此最好在 6 個月內使用完畢，像是玫瑰果、覆盆莓籽、黑莓籽、石榴籽、月見草、琉璃苣籽、黑醋栗、沙棘果、仙人掌籽油等。

琉璃苣

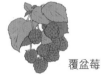

黑莓

石榴

覆盆莓

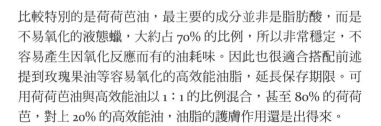

月見草

比較特別的是荷荷芭油，最主要的成分並非是脂肪酸，而是不易氧化的液態蠟，大約占 70% 的比例，所以非常穩定，不容易產生因氧化反應而有的油耗味。因此也很適合搭配前述提到玫瑰果油等容易氧化的高效能油脂，延長保存期限。可用荷荷芭油與高效能油以 1：1 的比例混合，甚至 80% 的荷荷芭，對上 20% 的高效能油，油脂的護膚作用還是出得來。

氧氣是油脂變質的關鍵因素，再來就是水分了。植物油遇到水容易產生發霉的情況，我過去曾經把一瓶按摩油放在浴室裡，又沒有天天認真擦，用了快半年，氣味上雖然沒有出現油耗味，但某一天定睛一看，發現油中出現懸浮物，原來是發霉了，只好整瓶倒掉[1]。

浴室水氣重，如果又是大瓶口的按摩油瓶，和一般滴頭瓶相比，更會增加水氣進入瓶中接觸到油脂的機會。由此可知，保存容器的挑選也很重要。一般會挑選深色的瓶子達到遮光的作用，因為除了氧氣和水分外，光線也會影響到植物油的品質，溫度反而排在這三個因素後面，所以，真的不用把植物油放在冰箱保存。但如果平常就是放在陰暗處（像是包包裡），那麼使用透明的瓶子也沒什麼關係。

由於瓶口是最常接觸到空氣的地方，因此植物油的變質最容易從瓶口開始發生，使用後將瓶口擦拭乾淨能夠減少這種情況，但若發現已經出現油耗味甚或結晶顆粒也不用太緊張，用酒精擦過就能夠消除[2]。瓶子裡面的油脂倒出來如果沒有油耗味，就可以正常使用，在不是每天開關的情況下，應該不會有足夠的氧氣和整瓶的油脂作用。

註 | 1 市售深色遮光玻璃瓶大概可以分成藍色、咖啡色、綠色等，有一說藍色的瓶子保存效果最好，我個人使用經驗上沒有觀察到明顯的差異。另外還有像是「紫晶瓶」這種產品，有部分使用者認為對於芳療產品的保存有很好的作用，甚至可以提升產品品質。

跟瓶子的材質相比，使用哪種保存方式？生產方式是哪一種？這類本質上的差異，影響度還是比較大的。混摻人工合成香精的精油不會因為放到紫晶瓶而變成真的精油；玫瑰果油用紫晶瓶保存，每天開關也還是無法阻擋空氣中氧氣的作用。

2 75% 或 95% 酒精都可以使用，手邊有哪一種酒精拿起來用就是了。

若是表層的油出現油耗味，把裡面的油再多倒一些出來後，大部分都還是可以正常使用的。如果真的不幸整瓶都氧化完畢，由於油脂結構已經不同，營養成分也被破壞，就不要再用於身體，可以拿來作為家事皂原料，或者就是整瓶倒掉了[3]。

植物油的旅程：你用的油是好油嗎？

會這麼強調植物油的保存方式，是為了讓它的營養成分被身體吸收，而非和氧氣結合。不過，其實市面上許多油脂在生產過程中早已被破壞掉許多營養成分。

為什麼會這樣呢？將富有油脂的植物部位用低溫壓榨，也就是俗稱的冷壓法，能保留最多植物油的營養成分，但同時，油脂的生產量也比較少；同樣的原料量在溫度拉高時，就能產出更多的油脂，可是脂肪伴隨物質或者脂肪酸本身可能就產生變化了。

此外，用化學有機溶劑溶出連壓榨都無法取得的油脂，一來會需要用高溫揮發掉溶劑，所以脂肪酸也可能產生變化；二來溶劑揮發後也許還有非常微量的殘留，但無法到零殘留，對於人體的影響也很難評估。除了增加萃油率以外，還有基於讓保存品質穩定的考量而進行精煉加工。

從原料採收到消費者購買回家，植物油的旅程其實非常漫長，而旅途也不一定總是舒適宜人，倉儲條件也不一定總是在最佳條件。

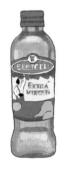

註 | 3 由於油脂是流動性低的物質，所以不要直接倒入排水管中，利用一些界面活性劑增加它的流動性，才不會造成排水管阻塞而要動用通水管的器具與產品。較好的處理方式是收集起來交由資源回收車，讓清潔隊統一處理。詳情請洽各縣市區清潔隊。

因此，有些廠商會將油脂再精煉，像是加入磷酸處理，減少油脂對水的親和力，以延長保存期限，但同時像卵磷脂這種保濕效果極好的成分也會被移除；或者是除去葉綠素、胡蘿蔔素等油脂會有的天然色素，以達到每一批油的外觀及氣味都是一致的。

消費者在選購產品時，應該要思考自己需要的是什麼？以及為了滿足消費者的需求，廠商使用的手段是否真的妥當？

芳療用油與廚房裡的食用油

有些人可能會覺得有點困惑，芳療在用的植物油和廚房裡的植物油究竟有什麼不一樣？由於芳療使用植物油求的是其豐富的營養成分，因此冷壓初榨是很基本的標準要求；然而，現今食用油的品質因前述生產考量，營養成分大多遠不及芳療使用的植物油。

因此可以說，我們皮膚上抹的比吃進身體裡的還要好。以橄欖油來說，冷壓初榨會在瓶身上標明「Extra Virgin」，如果標示低溫第一道萃取等「接近」冷壓初榨的說法，大多可能只是在玩文字遊戲。第二次冷壓產出的叫做「Virgin」，營養較少一些，但對於人體還是有益處。

接下來，可能就是用高溫壓榨或有機溶劑萃取，產出的油部分會和冷壓橄欖油調和，被稱為「Pure」，另外還有橄欖粕油「Pomace」，是把有機溶劑萃取出來的油脂，再做除色、除味的精煉。通常這種油是工業用潤滑劑等用途，不適合拿來人體使用。

除非廠商拿自己的商譽開玩笑，惡意混淆、加工油品，基本上購買商品前多看看成分表與產品說明，可以幫助自己避開許多不必要的傷害。

容器形式
對於植物油保存的影響

容器的形式，對於植物油保存還有使用上會造成不同影響，在選購時也可依需求多加留意。

常見的「滴頭瓶」比較容易控制出油量，缺點是塗抹範圍較大時，一滴一滴可能稍嫌不夠爽快，拔掉滴頭、直接用倒的還比較方便，但是常會有倒太多再收回去的情況；只要不要擺在潮濕的地方，做大面積按摩時這樣使用比較方便。

而「壓瓶」或「噴瓶」，使用起來感覺比較優雅，可以單手操作，但因為有擠壓的套件，長期使用下來可能會有卡油或爬油的問題，按摩油會沿著管孔往外溢出，需要特別挑選，因此沒有那麼推薦。另外還有「滴管瓶」，雖然操作起來有在做實驗的專業感，但因每次使用等於是一整根管子上的油脂都接觸到空氣再放回瓶中，會增加油脂變質的機會，所以也不是那麼推薦。

「滾珠瓶」在塗抹的時候兼有一點按摩作用，很適合局部塗抹使用，但要注意的是，在滾出油的同時，也會把皮膚角質滾進瓶中，因此使用沒多久後，瓶中的油可能會有些混濁，這並不是變質。如果對此有顧慮的話，可以考慮使用另外一種「拍拍瓶」，瓶口是一個小洞，可以把按摩油點在皮膚上。

由於植物油、按摩油本身並不太會有菌生長，而是怕水氣導致發霉，因此拿到新的瓶器時，我通常是直接加入植物油使用。

當然，若要分裝食用油，基於衛生與安全考量，不會使用酒精消毒，而是用熱水煮沸，但要留意，一定要讓瓶子完全乾燥後才填充植物油，避免水氣讓油脂發霉。等水氣乾燥是一件很漫長的事，因此其實我很少會這樣做，如果真的要處理，還是會交由大同電鍋、烘碗機或奶瓶消毒機來處理，確保完全乾燥。

那麼，一瓶植物油用完後，如果還想要重複填充使用，應該要如何清潔瓶子呢？其實可以不用每次都清潔，直接加入新的植物油進去即可。就像我們吃完飯以後要裝湯，不太會因此先去洗碗再裝湯（大家應該都跟我一樣吧？）如果有所顧慮，可以用洗碗精加上試管刷清潔，然後沖洗乾淨。

記得，植物油怕水，因此完全乾燥是很重要的事，由於這樣的清潔過程滿花時間的，加上跟直接填充新品比起來，如果有殘存水分對於油脂影響更大，因此老實說，我大概半年到一年的時間才會清潔一次瓶子。如果瓶口或瓶身已有一些黏膩的油脂氧化物，可以用酒精擦拭，就會像新的一樣了。

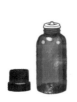

滴頭瓶

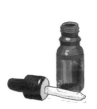

滴管瓶

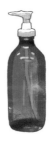

噴瓶

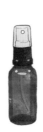

壓瓶

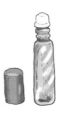

滾珠瓶

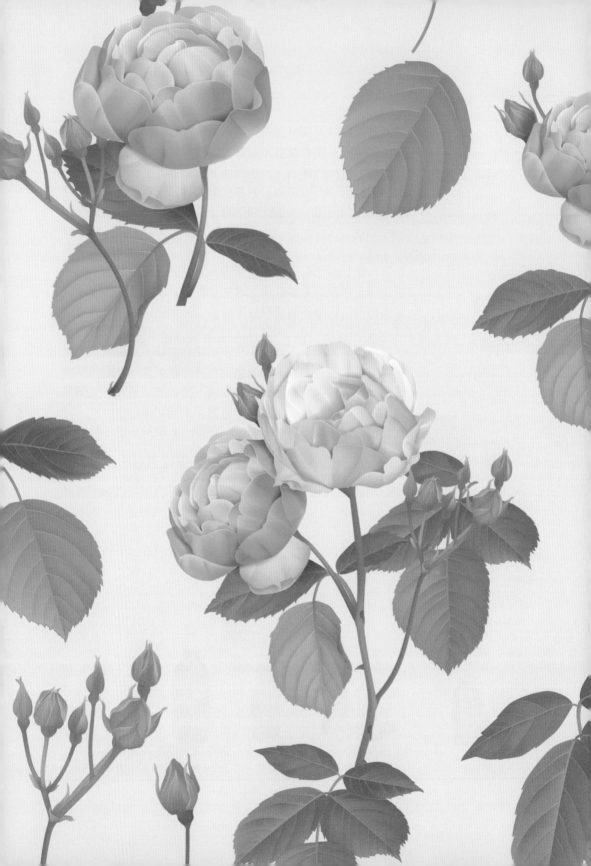

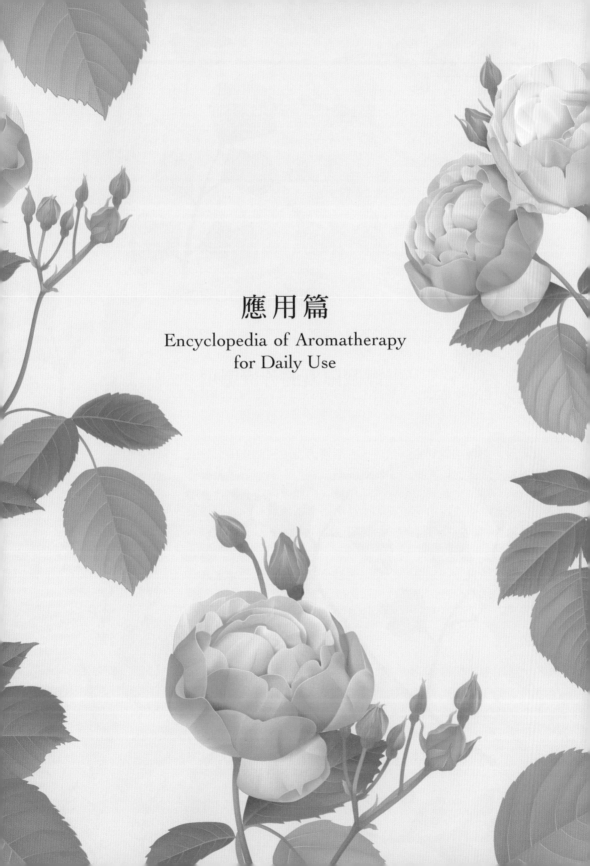

應用篇

Encyclopedia of Aromatherapy
for Daily Use

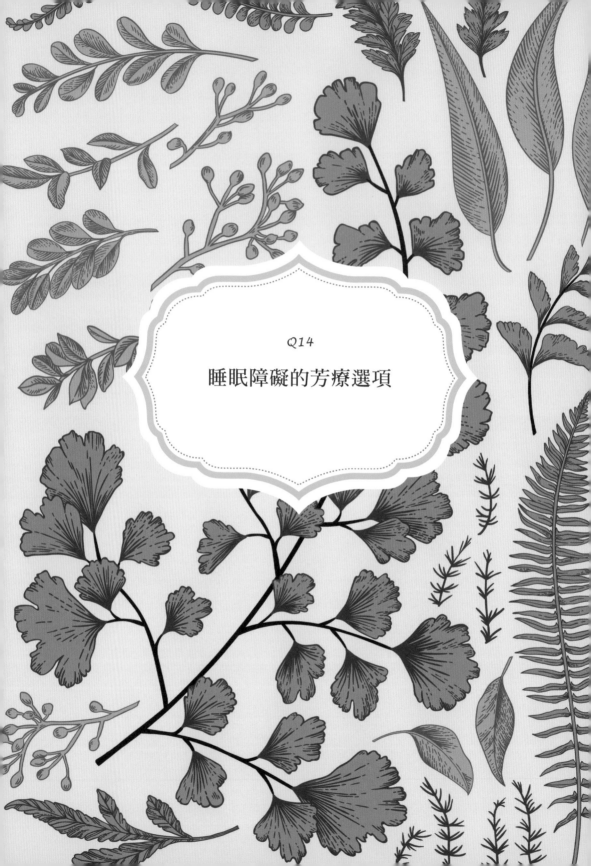

Q14

睡眠障礙的芳療選項

「睡不好」常是大家開始接觸芳療的主因，究竟有哪些芳療產品對於好好睡一覺有幫助呢？有句話說：「了解問題是解決問題的一半。」想要解決睡眠障礙，先了解睡眠障礙是如何形成的，可以更容易挑選到適合的芳療產品來輔助。

睡眠障礙有很多種類型：難以入眠、淺眠、多夢、夢遊、很難起床等。每一種狀況適合的芳療用品也不一定相同，因此，去觀察、面對自己的睡眠情況是很重要的一件事。而影響睡眠主要有三大因素：自律神經、褪黑激素，以及潛意識。

影響睡眠的因素一：自律神經

自律神經又分為交感與副交感神經，若把身體比喻為一輛汽車，交感神經扮演著油門的角色，讓我們往前衝，而副交感神經則像是煞車，讓我們停下來。正如同一輛汽車能良好行駛需要油門與剎車可順利切換，我們的身體也是如此。

就像在數十萬年前一樣，人類在荒野中遇到野獸時（儘管過了數十萬年，身體的反應仍然一樣優秀），會運用各種內分泌讓身體保持在能保護自己的狀態。

然而，這種原始能力能夠判別的，也依然只有危險或安全，至於什麼是危險，什麼是安全，就隨著環境與文化而有所不同。無論是面對一隻獅子或正在發飆的主管，對於身體來說，都是「危險」的，也因此，這種時候我們的交感神經就會占上風，整個身體呈現警戒的狀態，血液會集中到四肢末梢，幫助我們可以更敏捷的行動，選擇離開危險或打垮面對的危險，讓自己脫離險境。

你可以想像，一輛正加速行

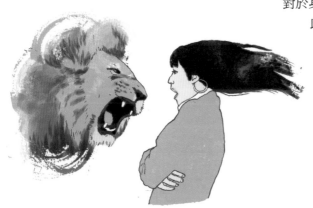

駛的車若要停下來，需要比低速行駛時花更多時間。這樣緊繃的情況如果延續到一般的睡眠時間，就會造成睡眠障礙。例如準備要躺在床上時，突然收到主管的 line，說他明天一早要去別的公司開會，有一份資料需要在此之前就準備好給他；於是，我們的身體雖然還沒移動到辦公室，但已經處在上班的狀態了。

這樣的情況，對於我們的睡眠有非常不好的影響。你可以想像，就算今天煞車（副交感神經）運作正常，但是油門（交感神經）踩著不放，煞車也無用武之地。

而自律神經失調造成的睡眠障礙，又可以分成兩種：副交感神經功能低下（煞車皮年久已薄），以及交感神經亢進（油門踩太緊）。

因「副交感神經功能低下」而引起睡眠障礙，我們可以使用幫助放鬆、協助自己更容易停下來休息的精油，像是真正薰衣草、佛手柑、花梨木、快樂鼠尾草、天竺葵、依蘭、乳香、安息香（或其他樹脂類精油）、羅馬洋甘菊等，都是很不錯的選擇。就像換了新的煞車皮，想停下來就停下來，不用太長的滑行距離（不需花很多時間才能進入睡眠狀態）。

面對「交感神經亢進」引發的睡眠問題，像是晚上很難入睡，腦中思緒繁雜紛飛，或是明明已經很累但就是睡不了的情況，此時的身體如同開了太多軟體、要關機時卻當機的電腦，反而可以在放鬆助眠的精油中，點綴一些有提振作用的精油，像是迷迭香、薄荷等，把大腦運作的狀態提升一些後，就可以順利關機[1]；也可以考慮用一些比較爽朗的氣味來搭配，在整體放鬆的氣味中，加入一兩滴山雞椒、檸檬香茅、檸檬香桃木等精油，幫助自己揮別重重心事。

註 | 1 之前我有睡眠障礙時，使用薰衣草搭配薄荷、迷迭香及岩蘭草，比較容易入睡，而且起床時比較有真的休息到、精神飽滿的感覺。

針對自律神經失調的植物還有橙花、檸檬馬鞭草、甜馬鬱蘭。有些使用者反映喝了橙花純露之後，腦袋就像電腦關機一樣，眼睛也會不由自主想閉上，但是可能過了一陣子後就失去「神效」。這是因為橙花幫助自律神經平衡，當失衡的狀態已恢復正常，這方面的幫助自然感覺不大。倘若還是持續出現睡眠障礙，就可以再深入了解，確認是否有其他導致自律神經失調的情況是尚未被注意到的；相反的，如果使用橙花卻沒有出現很明顯的幫助，那麼睡眠障礙應該就不是和自律神經相關。

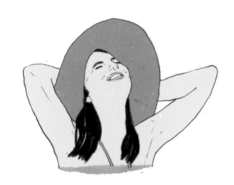

影響睡眠的因素二：褪黑激素

褪黑激素是身體的生理時鐘，讓我們感知到該休息的時候，以及四季的變換，這部分其實芳療並沒有什麼施力點。

如果真的有時差的情況，可以試著使用葡萄柚精油，我個人搭長途飛機時使用，能減輕時差帶來的不適感。如果是跟褪黑激素有關而造成的睡眠異常，除了吞服市售的藥劑之外，也可以試試從日常生活中給予幫助：好好吃東西、曬太陽，以及在沒有燈光的地方睡覺。

因為褪黑激素的生成是由血清素轉變而來，而血清素又是由色胺酸加上陽光產生的，肉蛋奶等蛋白質食物，以及堅果是色胺酸的來源，因此，在早上充分獲得這類營養來源加上陽

光，就能確保體內有足夠的血清素[2]。當有足夠的血清素時，不僅能幫助我們在白日的生活保持適度的警覺及敏銳的反應，並減少焦慮的情緒；當身體處在沒有光線的地方時，血清素就會在體內轉變為褪黑激素，讓我們進入休眠的狀態，因此睡覺關燈是很重要的一件事。

此外，如果白天血清素的分泌量不足，晚上也沒有足夠的褪黑激素，長期下來，身體將很難分辨現在到底是要保持清醒或者可以休眠，會造成更嚴重的作息紊亂。

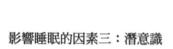

影響睡眠的因素三：潛意識

和我們能明確指出的想法不同，潛意識存在於腦袋中，卻不會直接表現出來，可是潛意識對我們的影響力卻不亞於意識的作用，甚至更大。

例如有些人可能會潛意識迴避衝突場合，每次開會總會因為什麼事而晚到個十分鐘；夢境更是潛意識的王國，在其中所有訊息都會以幽微及迂迴的方式表現出來，雖然睡覺時身體看起來沒有什麼動作，但其實大腦仍然很忙碌，在不同的睡眠週期中，大腦的活躍度也不同。

註｜2 黑芝麻、杏仁、核桃等堅果，與豆漿、牛奶等蛋白質混合的飲品，就是色胺酸很好的天然來源。

在深層睡眠階段後的下一個階段就是快速動眼期，這個時候大腦運作和平常清醒時非常接近，也是一般講的「做夢」階段。當我們壓抑太多情緒，或累積太多意識無法處理的事，潛意識就會在夢境中進行整理。

像是在夢中和伴侶吵架，或者辭掉工作，這些在現實生活中可能無法表達的心聲，就會透過夢境來完成，也就是佛洛伊德說的「夢是願望的達成」。當然夢境可能也不會那麼直白，象徵、隱喻是最常用的手法，好躲過意識的檢查。比如說夢到找廁所，或許是因為身體當下真的需要去廁所，或者是生活中需要像廁所那樣的隱私空間[3]。

有些人的睡眠障礙來自於做太多夢，或害怕會發生的夢境[4]。這時候我們可以用一些根部類精油，一方面讓自己睡得更沉穩，另一方面也是利用根往地下長的力量，支持自己探往更深的黑暗處。像是岩蘭草、歐白芷根、纈草、穗甘松等精油，都會有幫助[5]。

註 | 3 有關夢境解讀的書籍甚多，有寬廣的領域可以探索。如果是一覺醒來想快速掌握夢境訊息，中文的網站可以搜尋「周公解夢」，英文網站我個人愛用的有 dreammood 跟 cafeausoul 裡的 dream dictionary 這兩個網站。如果夢中有比較突出的情節或物件、空間，都可以搜尋看看是否有什麼涵義。

4 如果有縈繞不去的夢境而感到困擾，我會建議把它寫下來。我個人從小就會做關於電梯的惡夢，一直到大學時跟家人聊起，才知道我小時候好像有被電梯關過。後來我盡量每天把夢境記錄下來，也因為有文字紀錄，才有資料得以分析、比對。這樣一年多以後，我做電梯惡夢的頻率從兩三天一次，變成一年兩、三次。

5 有些人使用精油會出現「引夢」的情況，也就是平常不做夢，用了精油之後開始做夢。從療癒的角度來說，或許精油幫助你面對過去無法面對的事，可以透過書寫記錄，幫助自己爬梳其中的訊息，理解後釋放。如果覺得很困擾，那麼就先停用這些產品吧！常有人提到會引夢的精油有雪松、乳香，我個人使用前面這兩個都沒什麼感覺，但岩蘭草與歐白芷根則一定會夢到原生家庭。不管是哪種精油與夢境，每個成人都應該有能力為當下的自己做出最適合的選擇。

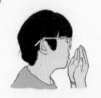

墜入甜美夢鄉——
創造自己的睡前小儀式

隨著科技的發達，現在我們躺在床上也可以進行刺激的遊戲關卡或者收看扣人心弦的戲劇，這些情況都會影響到我們的睡眠。如果真的想要改善睡眠情況，不妨給自己創造一個睡前芳療小儀式，透過幾分鐘的時間，讓自己沉靜下來，進入黑夜的節奏，準備入睡。

1　關掉電視或電腦螢幕、放下手機。

2　以自己的需求調配出適當的按摩油，找一個舒服的地方坐著，將按摩油滴入手心 1～2 滴，搓揉後將手心放在鼻子前，深呼吸 3 次，感受芳香分子進入自己的身體，把累積在身體裡的壓力、情緒吐出，重複 3 遍。

3　取適量按摩油[6]抹在腳底，也可以順便按摩腳底，幫助自己往下沉澱，回到身體的層次。

4　再來，可將按摩油塗抹在尾椎、胸口、肩頸等處。

5　最後，使用 1～2 滴按摩油塗抹太陽穴的位置，以食指與中指指腹輕輕以畫圈方式按摩。這時候可以搭配自己喜歡的放鬆音樂，約 3～5 分鐘的時間，以放鬆音樂的節奏按摩，眼睛可輕輕閉著，感受緊繃感隨著圈圈慢慢被釋放，一邊試著慢下呼吸。

6　音樂停止後，進行 3 次深呼吸，幫助釋放掉一些儀式過程中協助排出的壓力與情緒。

7　如果沒有使用按摩油的習慣，可以使用擴香，或者飲用純露，搭配進行最後一個步驟，並用雙指指腹按摩太陽穴 3～5 分鐘，一樣會有幫助。

註｜ 6　文中提到的精油都可依自己喜歡的氣味或觀察出的睡眠障礙類型搭配使用。像是佛手柑 3、花梨木 3、真正薰衣草 2、天竺葵 1 的比例，調出來就是接受度滿高的輕盈氣味。如果比較喜歡沉穩的氣味，可以考慮甜馬鬱蘭 3、依蘭 2、岩蘭草 1。因為不是專門作為臉部保養使用，濃度可調 5%。

花精對於睡眠障礙的幫助

睡眠障礙的類型還有成因非常多元，有時不僅僅是身體層次的狀況，而是由身心靈三者交互作用形成。

芳療因為運用了植物的芳香分子，可以從身體與心理兩方面進行作用，精油更是植物的精華，也攜帶著植物的特定能量品質，在靈性層次上給予一定的支持。除此之外，我們也可以選用帶有能量訊息的產品，幫助我們在不同層次上排解狀況。

以能夠平衡情緒狀態聞名的巴赫花精來說，龍芽草花精可以幫助我們面對自己真實的情緒，允許自己表露快樂、開心以外的反應，在夜深人靜、午夜夢迴時，不因獨自酌飲傷心而無法入睡。

櫻桃李花精則能讓我們釋放壓抑的情緒，如果表面上看起來沒有問題，實際上像是沸騰的水一樣只是被鍋蓋壓著，此時腦中可能很容易出現各種不好的想法，例如等紅綠燈過馬路時總會出現往前踏一步被車撞到的畫面，或者等捷運時好像要克制自己才不會走到軌道裡……重複出現的危險想法與舉動，都是過度緊繃的情緒所引起。使用櫻桃李能夠讓情緒溫柔流走，不用因為擔心、害怕失控而不敢入睡。

如果是因為隔天有重大任務而緊張得睡不著覺，可以使用榆樹花

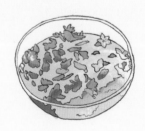

147

精，讓我們抓回既有的節奏，相信自己有能力面對所有的情況。

另外，有些人總是急著想把事情做完，甚至是急著想要睡著（於是就更難入睡），能夠讓我們慢下來的鳳仙花花精就是很好的選擇，引導我們放下想要快速完成某件事的執著，放鬆於當下。

馬鞭草花精一來適合給工作狂使用（覺得睡覺浪費時間，不肯停手休息），二來也適合用於無法停下遊戲或影片的情況。

最後，白栗花精針對腦袋停不下來的情況特別有幫助，如果躺在床上一兩個小時都在想東想西、無法入睡，那麼白栗會是好夥伴。可以將 2 滴花精滴於舌下，或者 4 滴滴於飲用水中分次喝完。透過能量振動的調整，讓自己平衡到能自在入睡的情況。

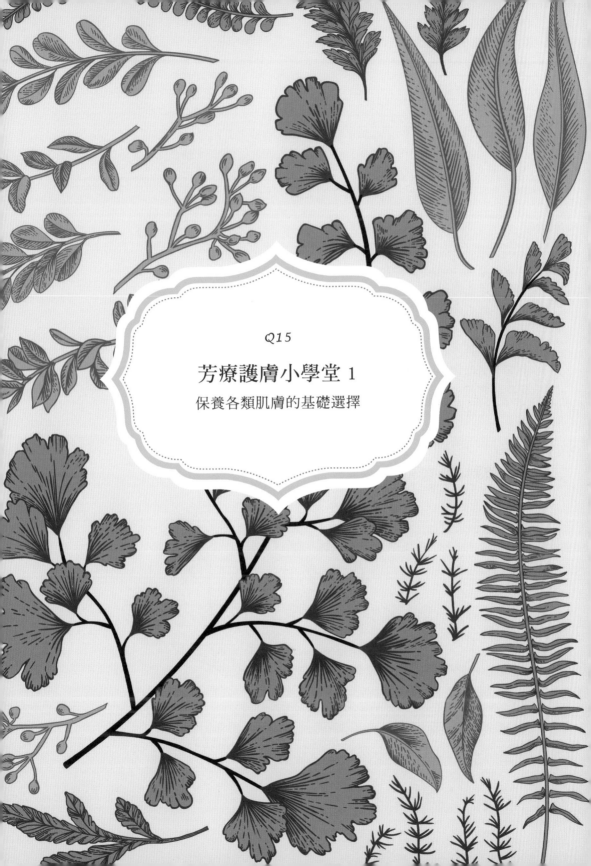

Q15

芳療護膚小學堂 1

保養各類肌膚的基礎選擇

皮膚是我們面對世界的第一道防線，在現代的穿著打扮下，臉部皮膚成為最容易被他人看到的部位，也因此，臉皮保養是許多人首要關心的事情。護膚產品何其多，要用哪些產品真是大哉問，這就像是在水果攤前問老闆：「哪一種水果對身體最好？」

不同膚況，需要的保養品取向也不太一樣，因此，了解自己的皮膚是哪一種類型，是讓護膚發揮效果的好的開始。一般來說，在洗臉過後半個小時，鼻頭或其他部位出現皮屑，算是「乾性肌膚」；如果在 15 分鐘內就出現油脂，則是「油性肌膚」；但也有許多人是兩頰有屑但鼻頭有油，因此後來出現了「混合性肌膚」這個名詞。為什麼皮膚會呈現不同的樣貌呢？這就要從皮膚結構說起，認識皮膚結構，就可以了解保養品之所以有效的原因。知道原因後，就更容易挑選適合自己的保養品。

認識皮膚的第一層結構：表皮層

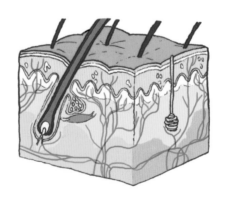

我們的皮膚可以分成三個層次：表皮層、真皮層，以及皮下組織。

最上方的「表皮層」是負責維持真皮層的穩定，而表皮層又可以分成五層，最外側第一層是「角質層」，讓紫外線不容易進入，角質層含有水分，健康的角質層細胞會整齊排列；在角質層外側有「皮脂膜」包覆，皮脂膜是位於真皮層中的皮脂腺與汗腺，分泌出油脂與汗液混合而成的弱酸性薄膜，有助於防止水分散失。

一般說的乾性肌膚，指的是角質細胞含水量很低，角質細胞乾癢甚至有脫屑的情況。一來是因為細胞本身缺水，所以需要補水，二來也與細胞保留水分的能力不足有關，這時使用油脂可以幫助肌膚把水分留住，並恢復到健康的狀態；油性肌膚主要是皮脂腺過於活躍，這可能與內分泌、飲食、作息，甚至是 DNA 有關。這時候我們可以用一些質地比較輕薄的植物油搭配純露使用，加上不過度清潔，也會讓皮膚情況慢慢趨於穩定。角質層正常來說呈現弱酸性和負電狀態，可以阻隔病毒與細菌入侵身體。

第二層是「透明層」，只有手腳掌的部位有，是由下層顆粒層的細胞蛻變而來，比較厚而結實，富有彈性；再來，第三層是「顆粒層」，在這一層的細胞還具有活性，是角質的前身，含有角質素，是比較堅硬的組織，為鹼性，和第一層（最上層）角質層酸性相對，形成離子的阻隔層，再一次隔絕外界異物入侵的影響；第四層是「有棘層」，有淋巴液在流動，負責供給運輸肌膚營養，這邊也有許多神經末梢，可以感知外在世界的刺激；第五層是位於表皮層與真皮層中間，這兩大皮膚層次的「基底層」。細胞再生是這一層負責的，部分的皮膚細胞在此分裂往上推移、角化等變成最上層的角質層，皮膚的黑色素 [1] 也在這一層形成，是影響膚色的關鍵。

註 | 1 雖然大部分的人聽到黑色素好像都希望除之而後快，不過它的主要任務是幫助真皮層還有皮下組織隔絕紫外線的傷害。因此，如果希望它減少，就要主動降低陽光對皮膚的傷害，好好做防曬是更有效抑制黑色素形成的方式。

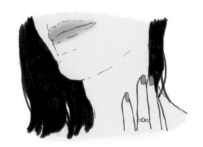

真皮層與表皮層相接處有基底膜，負責傳遞真皮層與表皮層之間的訊息，像是表皮層代謝的廢物透過基底膜回到真皮層，再從汗腺排出；而表皮層需要的營養，也是由真皮層透過基底膜滲透到表皮層。另外，基底膜也能防止微生物等入侵真皮層，雖然感覺只是薄薄一層的表皮，事實上整個表皮層對於身體正常運作、不受到外界侵擾，扮演了很重要的角色！

認識皮膚的第二、三層結構：真皮層與皮下組織

再來的真皮層分為兩層：乳狀層與網狀層。乳狀層顧名思義有著乳突的形狀，嵌入表皮使得表皮與真皮不分開，並通透營養給表皮層細胞；網狀層則是由膠原蛋白所構成的，建構皮膚組織，另外還有彈力纖維，可以把它想成是固定膠原蛋白的支架，也有不固定形態的基質填充其中。皮膚感覺是否有彈性，主要是來自於這一層的狀態。

皮下組織裡有大量的脂肪細胞及血管、結締組織，再下方就是肌肉了；皮下組織可以保暖，並緩衝外部撞擊，當真皮層的膠原蛋白減少了，支撐度不夠，可能部分塌陷形成細紋；另外，膠原蛋白減少的話，微血管的支撐度也會減少，久了就會產生靜脈曲張。

肌膚的每一層都有各自的作用，重點是，我們看到的表皮現象其實是從表皮層中的基底層一層層浮現上來，這個過程我們稱為角質化。所以護膚並不只是要做「表面工夫」，而是

要能穿透皮膚的重重阻隔，進到深處給予滋養，才是真正的保養。

使用芳療保養肌膚的方式

保養品之所以可以護膚，主要是透過三個途徑進入皮膚：角質間隙、穿透角質細胞，還有毛囊口。使用芳療保養的好處，在於精油的分子非常小，相較於一般保養品最多到達表皮層中的基底層，它能同時透過這三種途徑給予皮膚細胞滋養，並且一路到達真皮層，讓我們得以從更深層的地方開始保養皮膚，像是皮脂腺位於真皮層，開口於表皮層，透過精油到達真皮層也可以影響到皮脂。從底層肌膚就開始健康，角質化後到表皮，就比較不容易出問題。

二來，我們並不是只用精油去塗抹肌膚，作為基底油的植物油，本身富含各種營養成分，能補充表皮層細胞的各種營養，而角質細胞的水分供給，就交由純露來負責。純露的弱酸性親膚性高，裡面微量的芳香分子同樣可以進入真皮層中。當角質細胞缺水時，由於細胞不飽滿，排列起來也就比較不規則，保養品便不易滲透進入肌膚，影響保養效率。所以，可以說保濕是肌膚保養的基礎。

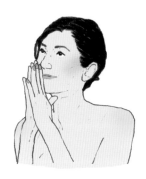

所謂的保濕，並不是給予肌膚水分就好，給予水分讓皮膚細胞含水度提升後，還需要把它留住才行。肌膚本身含有玻尿酸的成分去抓水，人工補充玻尿酸也是一個方法，但是要注意，玻尿酸因為吸附水分效果很好，所以如果給水不足，它會反過來抓取細胞本有的水分，因此可能會有越用越乾的感覺。

另外一種留住水分的方法，就是利用油水不相容的原理，我們在使用完水相的產品後（例如化妝水），再用一些油脂塗抹在肌膚表面，就能夠達到肌膚保養需要的所有元素——油

水平衡。這就是使用芳療保養的特色——簡單又有效果，先噴噴純露，再抹上面油，就給予健康肌膚所需要的資源，加上芳香分子的高穿透性，讓芳療保養比其他保養品從更深層就給予皮膚支持。

如果說噴灑純露不夠力，還可以用化妝棉或面膜紙浸泡純露濕敷，或者調和蘆薈膠做成凍膜[2]，敷臉大概 10 ～ 15 分鐘，不要到全乾，要不然剛補給進去細胞的水分又散失了。

看了關於肌膚各層的功能說明，或許有些眼花撩亂，就可讀性來說也不是那麼平易近人，但這是很重要的知識分享，因為皮膚會出現的狀況百百種，了解大原則後，遇到各種情況也就能更快抓到因應的對策。此外，如此我們也能掌握挑選適合護膚產品的原則，而不容易被話術或流於表面的「高科技」等字眼給糊弄過去。

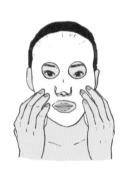

註｜ 2 純露跟蘆薈膠的比例不一，整體以蘆薈膠為主，大原則是讓整體維持在能停留於臉部的濃稠度。如果是以純露為主，加入蘆薈膠調到出現濃稠液態，那就是精華液，因為比較稠，所以在肌膚停留的時間會比較久，因此給予水分的能力會更好一些；如果把蘆薈膠當凍膜敷臉，由於量比較多，肌膚無法完全吸收，所以要把它洗掉，但若當成精華液或薄塗作為保濕的一環，因為量少，皮膚可以吸收，所以不用再清洗。當然，挑選添加物越少、越安全穩定的蘆薈膠越好，市售蘆薈膠有些為了消費者觀感，可能會添加綠色色素（但蘆薈肉本身是透明的），或者一些香氣（但蘆薈本身幾乎沒有味道），要多注意。

各類膚質適用芳療產品對應表

芳療保養很簡單,「噴純露抹面油」六個字加上兩罐保養品就收工,但是依不同膚質,適用的芳療產品也不太相同。

油性肌膚除了控油外還要注重保濕,一味收斂油脂分泌或過度清潔,會讓皮膚失去保護力,容易引發更嚴重的情況。

在挑選純露時,除了找能幫助控油的品項,建議可再混搭一些提升皮膚含水度的純露,將純露噴濕全臉到水滴快要滴下來的情況,再用兩三滴質地輕薄的植物油塗抹全臉,你會發現其實用油並不如想像中那麼有負擔。

乾性肌膚除了使用提升皮膚含水度的純露外,植物油也要用質地比較滋養的,注意保濕外還可使用一些樹脂類精油或岩玫瑰、永久花,加強肌膚緊緻度;混合性肌膚是油水輕微失衡的狀態,因此使用純露跟面油保養後,很快就可以恢復穩定,不需特別控油。

	精油	植物油	純露
乾性、成熟肌膚	薰衣草、岩蘭草、檀香、乳香、沒藥、岩玫瑰、永久花	橄欖油、酪梨油、玫瑰果油、黑莓籽油、小麥胚芽油（質地較為滋養）	玫瑰、茉莉、菩提、薰衣草、蓮花、白玉蘭
油性肌膚	薰衣草、茶樹、苦橙葉、玫瑰草、快樂鼠尾草、大西洋雪松、絲柏、迷迭香、百里香、廣藿香、橙花	荷荷芭、黑種草油、覆盆莓籽油、榛果油、葡萄籽油（質地較為清爽好吸收）	金縷梅、橙花、杜松、絲柏、百里香、胡椒薄荷
混合性肌膚	薰衣草、天竺葵、花梨木、香桃木、艾草、茉莉、玫瑰	芝麻油、向日葵油、杏桃核仁油、甜杏仁油、大麻籽油	玫瑰、茉莉、菩提、薰衣草

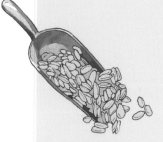

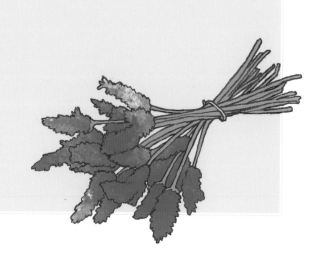

各式膚質可嘗試搭配的護膚配方

（1）乾性、成熟肌膚

—純露—

玫瑰＋永久花 / 玫瑰＋菩提

—面油—

· 玫瑰果油或黑莓籽油 10ml ＋真正薰衣草 2 滴、乳香 2 滴、岩玫瑰 1 滴、檀香 1 滴
· 橄欖油 8ml+ 小麥胚芽油 2ml ＋真正薰衣草 2 滴、岩蘭草 2 滴、永久花 1 滴、沒藥 1 滴

（2）油性肌膚

—純露—

橙花、金縷梅

（或再混搭玫瑰、薰衣草等較能提升皮膚含水度能力的純露）

—面油—

· 覆盆莓籽油 10ml ＋快樂鼠尾草 2 滴、玫瑰草 2 滴、苦橙葉 1 滴、廣藿香 1 滴
· 荷荷芭油 5ml ＋榛果油 5ml ＋大西洋雪松 2 滴、迷迭香 2 滴、
茶樹 1 滴、薰衣草 1 滴

（3）混合性肌膚

—純露—

橙花＋玫瑰

—面油—

· 芝麻油 10ml ＋花梨木 3 滴、天竺葵 2 滴、真正薰衣草 1 滴
· 杏桃核仁油 8ml ＋大麻籽油 2ml ＋茉莉 2 滴、艾草 2 滴、真正薰衣草 2 滴

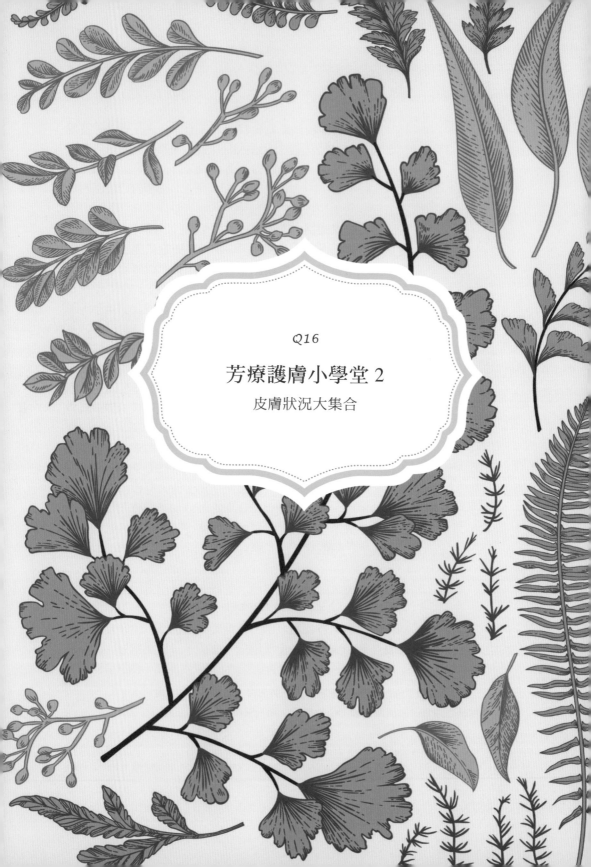

Q16

芳療護膚小學堂 2

皮膚狀況大集合

雖然前面介紹了肌膚保養的大原則，但是身為人體最大、與外界接觸最多的器官，肌膚的狀況可以說是五花八門，本篇將列舉一些比較常見的肌膚問題，以及介紹相關的保養運用。

粉刺、痘痘

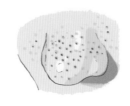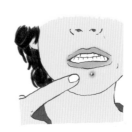

每個人幾乎都有碰過粉刺與痘痘的問題，那觸摸起來的不平滑感，以及視覺上可見的顆粒，相信很多人都會因此感到困擾。其實，粉刺與痘痘的關係十分密切，粉刺可以說是痘痘的前身，而痘痘是粉刺加上細菌增生而形成的。前一篇提到，「了解問題是解決問題的一半」，因此想解決粉刺與痘痘，要先了解它們是如何產生的。

其實，粉刺就是因為毛囊孔被封閉住，造成皮膚分泌出的油脂無法順利排出，又被角質包覆住，堆積在毛孔裡形成。這時候它會呈現白色，就是俗稱的白頭粉刺，或者閉鎖性粉刺；如果粉刺持續累積，達到冒出毛囊口的時候，因為氧化還有光線反射等因素，就會變成黑頭粉刺。毛囊孔可能會因為不正常角質堆積而封閉住，或是皮脂過度分泌，造成毛囊孔堵塞，這兩種情況都會使粉刺出現。

因此可得知，要消除粉刺，應該從兩個方向下手：讓角質代謝正常化，以及減少過度的油脂分泌。如果是嚴重的角質堆

積，可以先去角質，加上前篇提到的芳療保養，使得角質代謝穩定規律[1]；後者則可以利用一些幫助減少油脂分泌的精油，像是苦橙葉、廣藿香、玫瑰草、大西洋雪松、迷迭香等。

從粉刺到痘痘，這中間的細菌又是怎麼出現的呢？我們的身體其實有好多細菌同時並存，如果沒有細菌，身體是無法正常運作的。但是當身體失去平衡時，細菌也失去平衡，身體就會出現狀況。

像是造成痘痘的痤瘡桿菌，它原本就生長在人體的皮膚，食物來源是人體分泌出來的油脂，而且它不喜歡氧氣，由此可知，黑頭粉刺因為是接觸到空氣而產生的，就不會有痤瘡桿菌生長，也就不會變成痘痘。

被不正常角質堆積封閉住的毛囊孔是痤瘡桿菌最喜愛的家，加上皮脂腺所分泌出來的油脂，這就變成了痤瘡桿菌作威作福的地方。如果油脂不斷增生，加上痤瘡桿菌壯大，如果又引外來細菌進入這個戰場，就會變成痘痘了。

註｜ 1 去角質是因應角質不正常堆積而有的行動。肌膚本身有代謝機制，正常情況下，角質的代謝週期是 28 天，每天都有不同部分的角質在更新。當皮膚恢復穩定狀態時，並不用特別去角質。如果過度去角質，將會削弱皮膚的保護力，等於是拆了城牆，讓外在因素更容易造成皮膚不穩定，而進入惡性循環。利用鹽跟植物油就是很好的去角質工具，在不嚴重的狀況下，單用植物油持續按摩皮膚就可以幫助軟化角質，讓肌膚回歸到正常的自我代謝更新機制。
一般講的 A 酸、杏仁酸等酸類物質，都是透過溶解角質減少角質堆積，但也可能同時溶解一些保護肌膚的含水角質層，讓肌膚變得更薄，這也是為什麼一般做完果酸療程後，會覺得肌膚變得比較乾燥的原因；而如果肌膚變薄，等同自我保護的能力下降，更容易因為外界環境的髒汙或細菌入侵，引起更多青春痘的產生。

這時候，除了上述針對消除粉刺的做法，我們還需要引入抑菌的工具，最為人所知的就是茶樹。其實除了茶樹之外，像是玫瑰草、天竺葵、松紅梅、百里香也都是很有幫助的精油。

如果錯過了阻止痤瘡桿菌壯大的時機，使它蔓延到更大的皮膚組織，或因環境髒汙，讓痤瘡桿菌與其他細菌打架[2]，而導致皮膚感染發炎，這時候我們可以再加上消炎的精油，像是薰衣草、乳香、沒藥、洋甘菊。

隨著階段不同，使用的精油也不一定相同。另外，從粉刺發展到痘痘的成因有很多，比如說飲食過油，身體也比較容易分泌出過量油脂；壓力大的時候，交感神經占上風，皮脂腺也會比較活躍；再來則是跟內分泌有關，雄激素會影響皮脂腺分泌出油脂，男性的雄激素較多，而女性在生理期前兩週左右也會有較多的雄激素；如果是青春期或者生理期前特別容易冒出痘痘，可以使用一些平衡內分泌的精油護膚，像是天竺葵、快樂鼠尾草、依蘭、甜茴香、玫瑰、茉莉等。由於是因為內分泌導致，所以除了塗抹臉部，女性還可以塗抹下腹部，加強精油對於婦科系統的作用。

痘疤

走過粉刺與痘痘的過程，或許我們的肌膚已經平整許多，但俗話說：「凡走過必留下痕跡。」痘痘消失了，但當初嚴重發炎，或過度擠壓造成的肌膚組織深層損害而產生的疤痕，不會馬上消失。針對這個情況，我們可以使用幫助皮膚細胞再生的精油，像是義大利酮永久花、馬鞭草酮迷迭香、薰衣

註 | 2 這也是為什麼有人會說「不要擠痘痘」，因為如果擠痘痘的工具（像是手）不乾淨的話，反而可能會引發痤瘡桿菌與其他細菌的戰爭，而導致更嚴重的發炎反應。也因此可以知道，不是不能擠痘痘，而是要確保是「乾淨的」擠痘痘。

草，搭配上活化效果好的植物油，如玫瑰果、黑莓籽、覆盆莓籽、小麥胚芽等一起使用。疤痕不只是在角質層發生的情況，可利用精油分子小的特性，深入一般保養品無法達到的真皮層，從更深處去消除疤痕。

毛孔粗大

通常是由三種情況造成：第一種是因為細胞缺水而失去飽滿度，通常是短期狀況，可以很快恢復；第二種是皮膚出油過度，造成皮脂出口毛孔變大；第三種是膠原蛋白減少，也就是老化過程中，組織支撐力下降讓毛孔不像以往密合。

針對第一種，可以使用純露濕敷，或再加上蘆薈膠、玻尿酸等物質加強補充細胞水分，當然，後面記得再使用油類產品把水分留住；第二種情況最主要就是得減少過度出油的情況，因此使用控油的精油是必要的；至於第三種情況，雖然很多食物裡有膠原蛋白，但要透過食用達到肌膚組織補充的效果其實不佳，因為身體轉換的效率很低，其實不太可能會有明顯效果。

醫美的做法是利用超音波等方式刺激皮膚深處組織，使組織為了修復傷害而產生膠原蛋白，不過價格也比較高。膠原蛋白流失是老化過程中必然的現象，雖然人都會老化，但是我們可以決定老化的方式還有速度，平常好好補給肌膚需要的營養，可以有效減緩老化情況。除了挑選可延緩老化、適合成熟肌膚使用的純露、面油外，按摩臉部能幫助肌膚代謝廢物，並加強保養品吸收。

毛孔粗大講起來並不是一種皮膚病，但當盯著鏡中的自己時，的確很容易注意到這個情況。就像我們生活中有許多小事，也許別人並不會注意、掛心，但自己十分在意，甚至到深受困擾的情況，而這也會反映在面對自己肌膚的時候。如果有觀察到這種情況，可以考慮用一些能讓自己心情爽朗的精油，

像是山雞椒、玫瑰草、檸檬香茅，除了控油，還可以觀察一下身心狀態的轉變喔！

斑點

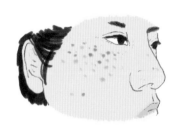

斑點的出現可分為內在因素與外在因素。內在因素部分，腦下垂體控管的內分泌跟腎上腺素分泌失調，可能造成黑色素沉澱，像是懷孕時可能會出現斑點，但生產後幾個月後即會消失，或者在生理期、比較勞累時，皮膚斑點也會比較明顯。這種情況可用一些穩定內分泌的精油，像是馬鞭草酮迷迭香、黑雲杉等，搭配針對消除黑色素的永久花、芹菜籽、胡蘿蔔籽精油，而植物油可選用幫助皮膚細胞再生能力強的品項，另外，像是雛菊浸泡油（含有能抑制黑色素的熊果素）、雷公根浸泡油也是不錯的選擇。

外在因素部分，就是化妝品、保養品造成的色素沉澱，以及過量照射陽光。解決方式首先就是更換造成色素沉澱的化妝品還有保養品，並注意清潔程序，使用植物油按摩臉部卸妝加上適當的清潔用品，可有效減少這部分的影響；再來就是注意防曬，市面上有非常多的防曬用品可以選擇，如果已經習慣芳療保養的肌膚觸感，對於市售的保養品、防曬品可能接受度沒有那麼高，就可以使用植物油防曬[3]。

註 | 3 利用植物油防曬的用法，請參考 p.128

163

蚊蟲叮咬

每一個人都有被蚊蟲叮咬的經驗，我小時候非常容易被蚊子
叮，回一趟雲林老家雙腿就變成「紅豆冰」，我又特別喜歡
去抓尚未復原的痂，久了就留下許多疤痕。預防勝於治療，
防蚊噴霧在居家清潔篇裡有介紹，但如果真的被叮到，薰衣
草加上胡椒薄荷其實就非常好用了。胡椒薄荷涼涼的感覺可
以止癢，薰衣草能減緩紅腫的發炎反應。這兩個精油可使用
任何一種植物油當成基底油調和，不過有一些使用者反應伊
諾菲倫油單擦也很有效果。

一般來說，蚊蟲叮咬對於皮膚的影響幾天就會消失，但如果
像小時候的我一樣，無法控制自己的手，讓皮膚留下疤痕，
除了等時間讓疤痕淡化，也可參考痘疤的配方（p.257），加
速代謝再生。

瘀青

皮下微血管因故破裂（通常是因為受到撞擊）而產生出血情
況，血液累積在皮膚組織而有腫脹、變色的情況。剛剛碰撞
到時，由於微血管還在破裂的狀態，因此不要使用活血的精
油，免得讓血液擴散更嚴重，而是用幫助收斂、修護的精油，
像是岩玫瑰、檸檬、絲柏、薰衣草、乳香等。

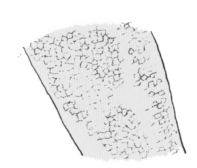

等到沒有那麼疼痛時，再使用活血化淤的義大利酮永久花、馬鞭草酮迷迭香、冬青白珠樹精油，搭配像是山金車浸泡油、聖約翰草浸泡油、伊諾菲倫油調和，輕輕按摩瘀青。單用永久花純露濕敷瘀青也能夠有幫助。

如果是很容易瘀青，又很難好的情況，可以使用幫助身體循環的精油，去搭配植物油按摩身體來調理，像是月桂、廣藿香、迷迭香、葡萄柚、黑胡椒等。

皮膚龜裂

因為角質層細胞缺水嚴重，無法呈現規則排列，原本是要保護身體的城牆，但磚塊漸漸開始鬆動，甚至出現裂痕，造成疼痛。

這有可能是季節性的，比如冬天時皮脂本身分泌較少，加上血液循環較差，連帶肌膚營養運送也較差，因此最上方的角質層被內外夾擊，無法支撐；或者是接觸性的，因為時常接觸到去油力高、吸水力強的清潔用品，造成肌膚細胞無適當油脂保護，水分又被強力吸乾，造成角質細胞失去了正常堆疊的能力而瓦解。

這時候，我們可以使用提升皮膚含水度能力高的純露（如玫瑰、茉莉、菩提、薰衣草），先噴灑皮膚，然後抹上滋養度高的植物油（如橄欖油、酪梨油、玫瑰果油、黑莓籽油、伊諾菲倫油、小麥胚芽油），這樣很快就能夠感受到肌膚回到平滑有彈性的狀態。

此外，還可以搭配岩蘭草、檀香加強肌膚抓水能力，以及乳香、沒藥、古巴香脂等樹脂類精油，跟綠花白千層、薰衣草以增進修護。

如果覺得一次擦兩罐很麻煩，也可以用純露與植物油、精油，利用乳化蠟[4]做成乳液，乳液質地潤澤，吸收效果也好。約75％的純露：25％的油：5％的乳化蠟，先將油與乳化蠟隔水加熱到溶解，攪拌均勻後倒入溫熱的純露一起攪拌均勻，冷卻後滴入適當濃度[5]的精油即可。

註 | 4 由於油跟水並不相容，因此需要一個能把油水抓在一起的物質，讓兩者穩定待在一起，這種東西又被稱為界面活性劑。界面活性劑的種類有很多種，比較安全、不易造成刺激的選項是橄欖乳化蠟，它是由橄欖油氫化而成的產品，可在化工行買到。

5 關於精油的適當濃度請參考 p.38

改用芳療保養可能出現的
各種皮膚狀況

長期使用市售保養品的人，在轉用芳療保養後，可能會發現自己的
皮膚一下出現好多狀況，進而覺得自己不適合芳療保養，再轉回原
本的用品。其實，因為芳療保養與許多市售保養品的保養機制不太
一樣，因此皮膚可能會短暫出現青黃不接的時期。

市售保養品有很多種，有一些很認真去研究如何強化肌膚本身，但
也有另外一些，講究的是塗抹完保養品後的觸感為何。這兩種是有
差異的，因為有很多保養品使用矽靈成分，讓我們使用完再觸摸肌
膚會感覺滑潤光澤，但其實是因為矽靈填補了表面不平滑的部分。
實際上，這對於角質層以下的肌膚組織，並沒有帶來什麼幫助。而
且，這樣的填補還可能會造成毛孔阻塞，進而引發一連串粉刺、痘
痘的情況。

可是，在使用初期因為皮膚摸起來的狀態很好，很少人會察覺到其
中的陷阱。如果這樣的產品又有比較不好的防腐劑或聊勝於無的有
效成分，長期下來皮膚反而受到傷害，變得越來越敏感。

正因為許多保養品的保養機制其實是矽靈的潤滑，所以當沒有繼續
定時填補矽靈時，原本皮膚的狀況就會顯露出來。長期饑餓、失衡
的皮膚細胞與組織，並非芳療保養可以一天修復完成，修補時間長
短，與肌膚原本的情況也有關係。這也是為什麼有些人會有「過渡
期」，但有些人是無痛轉換。

另外一種情況是「好轉反應」，在中醫或一些另類療法中常會看到。病人、個案在使用特定產品之後，狀況變得嚴重，但之後就完全消失。就像過去一直把垃圾塞到一個房間，不想要去處理或者無法處理，某一天因緣際會終於決定要清空房間，可是也許連鑰匙在哪都找不到了。最後找到時，把房間打開，會清出很多很多過去以為不存在的垃圾。

好轉反應很容易跟過敏反應混淆，兩者都是在接觸新產品時突然出現的嚴重反應，像是起疹子、發紅、發癢、脫皮。不同的是，好轉反應會突然大量出現，然後隨著持續使用產品漸漸消退，而且通常是對稱性出現，不是單一局部區域；若是過敏反應，在持續使用產品的情況下，狀況會越來越嚴重，而停止使用後很快可以感受到狀況減緩。

雖然說「天然的尚好」，但不代表天然就不會引發過敏，花生、小麥、麩質、奶類都是很常見的過敏原，每一個人的身體都不一樣，對於什麼樣的物質比較敏銳也不一定，所以在使用新產品前，如果不想承擔嚴重過敏反應的風險，建議進行局部過敏測試。

當皮膚原本就比較脆弱時，過敏性也比較高，同樣的物質也許這次用出現過敏，但在肌膚比較穩定時再用，就不會產生不好的反應，這也是有可能的事。

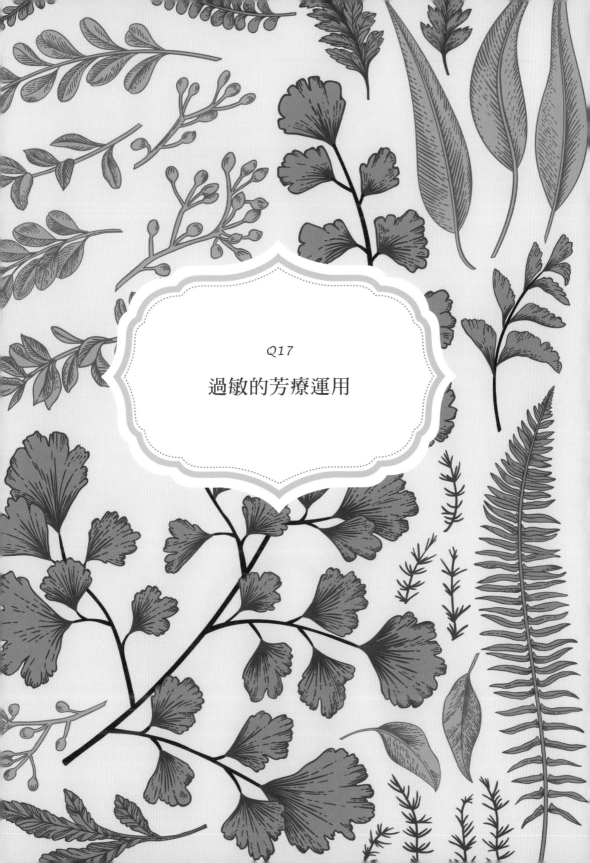

Q17

過敏的芳療運用

過敏像是被人踩到死穴一樣，而每個人的死穴並不相同，同樣一個東西，別人大口大口吃完全沒事，可是自己只要碰到嘴巴，也許整個嘴脣就會腫起來像香腸一樣。如果是有特定的食物過敏，或許算是不幸中的大幸，盡量避開就可天下太平；但如果像是塵蟎、氣溫變化、花粉等環境性的過敏原，那麼真的是防不勝防。

過敏，其實是身體對於特定物質的「過度敏感」。我們身體為了維持正常運作，有一套免疫系統，它的功能就像電腦的防毒軟體一樣。當防毒軟體設定安全性極高時，可能連我們平常使用電腦時都會產生困擾，就像是照片壓縮檔無條件被視為具有高風險的檔案，每次都要經過層層確認才能打開。

原本是要保護自己、減少困擾的機制，現在卻反而變成困擾的來源。過敏也是如此，免疫系統對於特定物質非常敏感，只要一點點的量，對於身體來說都會變成如臨大敵，非得要開啟紅色警報，進入全面戒備狀態。

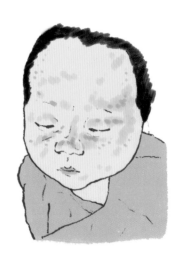

過敏常見的身體反應

過敏反應有非常多種，但大部分還是發生在皮膚、呼吸與消化系統；而過敏又能分成兩類：立即性過敏，以及延遲性過敏。

立即性過敏是一般人熟知的過敏，一碰到特定物質或情況，身體會馬上出現劇烈反應，很容易觀察到兩者間的關聯，所以一般來說也會自動避開；另外一種延遲性過敏則是比較少被知道的，因為可能要連續接觸同一物質達到一定的量，身體才會出現一些反應。由於時間較長，期間可能發生很多事情，加上身體變化是緩慢發生，像是類似感冒的呼吸道反應、漸漸擴大的濕疹、慢性的消化問題等，因此不容易被發現。

如果觀察到自己身體有長期的皮膚、呼吸或消化系統不良的情況，去做過敏原檢查固然可以找出一些延遲性過敏原，但資料庫有限，越大的資料庫，檢測費用也越高。我們有自己找出過敏原的方法，可以首先列出自己每天的飲食、用品內容，從最常接觸的高風險過敏原（像是牛奶、小麥等較常聽到的過敏原）開始，一個月停止攝入或接觸，記錄自己的身體變化，一個月後再次連續攝取、接觸時，留意身體在一個星期內發生什麼轉變。

聽起來很麻煩，不過通常不用到一個月就會發現延遲性過敏原，因為長期習慣要改變並不是那麼容易的事，當累積的過敏原停止進入身體時，狀況就會慢慢解除。在這期間，因為我們同時建立了觀察自己身體情況的新習慣，所以在不小心又吃到、接觸到正在避開的特定物質時，應該比較容易觀察到身體產生的些微變化。

以我個人的例子來說，燕麥這個非常健康的食物，就是我的延遲性過敏原。只要連續 2 ～ 3 天都有吃到，臉上一定會憑空冒出大痘痘，而且是悶在裡面很難處理的那種。

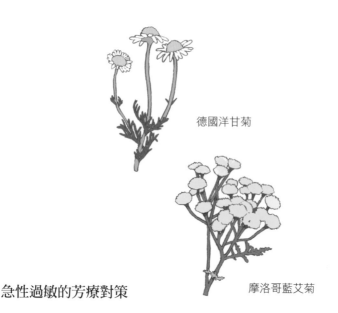

德國洋甘菊

摩洛哥藍艾菊

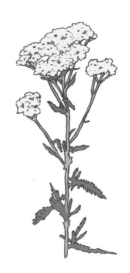

西洋蓍草

急性過敏的芳療對策

找到過敏原避開它是一種策略，但有時過敏原「就是找不到」，然而身體持續出現急性的過敏反應，我們該怎麼辦？在芳療中，有四種植物可以阻斷過敏訊號（專業講法是含有抗組織胺）：它們分別是德國洋甘菊、摩洛哥藍艾菊、西洋蓍草，以及南木蒿。

這些植物都有「天藍烴」這個成分，也因此這四種精油顏色都是藍色的。天藍烴並不存在於植物之中，而是在蒸餾過程中，芳香分子因溫度轉變而成的物質，它本身含有類似抗組織胺效果的成分，可以搶在過敏訊號送達細胞受體前，先把過敏訊號攔截下來；天藍烴是一種容易氧化的物質，打開德國洋甘菊使用沒多久，應該就可以發現精油從藍變綠，再由綠變褐，這是很正常的情況，但不太會影響它的效果，可以正常使用。

這四種植物雖然有同樣的一種物質，但畢竟是不同的植物，因此在應用上有相同的地方，也有些不同的差異。

「德國洋甘菊」除了對於皮膚過敏有很好的鎮定效果外，對於情緒、心靈也有冷卻作用，像是晚秋夜幕低垂時的深藍色天空所帶來的沉靜感受；「西洋蓍草」除了過敏之外，對於外傷、肌肉關節與神經發炎都有很好的幫助；「摩洛哥藍艾

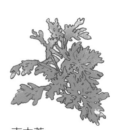

南木蒿

菊」的氣味輕盈，涼感明顯，像是在澄澈大海中悠遊一般，呼吸道不適時使用起來很舒服；「南木蒿」樟腦成分較多，對於消除呼吸道黏膜與消除疤痕的效果更突出一些，但也因為樟腦等單萜酮成分較多，刺激性較高，使用上劑量要特別注意，並避開給孕婦、嬰幼兒使用。

除了這四種精油以外，還有一種精油，可以從皮膚及神經系統下手調理，讓我們不容易產生過敏反應，它就是「羅馬洋甘菊」，稀釋後氣味帶有淡淡的蜂蜜甜或蘋果香[1]，就氣味或抗敏的溫和屬性來說，都很適合給嬰幼兒使用。

緩解過敏帶來的發炎反應

上面提到的是針對過敏本身的情況，而過敏會帶來的發炎反應，我們可以使用薰衣草、沒藥、乳香、古巴香脂、花梨木、廣藿香等精油幫助緩解。另外，依過敏反應的身體系統不同，使用方式也不同，比如皮膚過敏可以將上述對應精油加上金盞花浸泡油塗抹肌膚使用；如果發癢難耐，可以再加上胡椒薄荷利用涼感止癢；抹油前可以噴灑（或濕敷）德國洋甘菊、羅馬洋甘菊、薰衣草、香蜂草等純露，同時也幫助油脂吸收。

如果是處於很嚴重的情況下，建議先不要用精油，用純露加上金盞花浸泡油，待狀況轉穩再加入 1% 的精油，確認不會造成刺激，可再慢慢往上加濃度。

呼吸道系統的過敏狀況，除了調油塗抹呼吸道外部肌膚外，也可以用吸嗅的方式，將 1 ～ 2 滴精油滴入大碗熱水中，再

註 | 1 過去我看到書上形容羅馬洋甘菊的氣味都嗤之以鼻，因為它的味道聞起來真的一點都不像蜂蜜或蘋果。不過，當我把它以極低的比例加入複方精油中（大概是 10 滴薰衣草＋1 滴羅馬洋甘菊的比例），終於領悟到書上提到的那種美妙的感覺。所以如果覺得羅馬洋甘菊味道不好聞，不妨試試把它的比例降到極低，或許它的氣味層次才出得來喔！

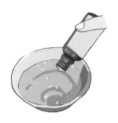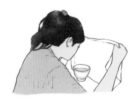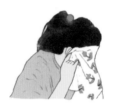

以毛巾包住頭部與碗，利用熱氣加速精油揮發進入呼吸道，並且濕潤呼吸道黏膜，避免乾燥引發的不適。這種情況除了前面提到抗過敏、減緩發炎的精油，還可以搭配強化呼吸道的精油，像是羅文莎葉、香桃木或者迷迭香、尤加利等。

若是遇到消化道的情況，就乖乖抹油在肚皮上吧！一些香料類、果實類的精油都會有幫助，薄荷、迷迭香、月桂、佛手柑、山雞椒等都是不錯的選擇。這些精油記得要再搭配抗過敏的精油使用，才能真正有幫助。

如果你常遇到鼻過敏，單用尤加利、迷迭香、百里香這類精油，剛開始會感覺很有幫助，但久了就故態復萌。這是因為今天身體系統的情況，並非細菌病毒所引起，而是本身免疫系統失調了，單就症狀去調理，短時間或許能收效，但源頭的情況並沒有解決，就像汙水排到下游或許可以用儀器過濾消毒，但源頭的汙染問題依然存在，如果持續加重，就算下游有儀器處理排放廢水，也終有一天會不堪負荷。

如果有長期過敏的情況，也有可能是因為身體神經系統傳遞訊號不佳，把情書傳成了勒索信，引發身體全面的警備狀態，這時候口服植物油可以帶來全面的幫助。在介紹植物油特性的篇幅中有提到（請參考 p.115），身體的神經傳導是需要脂肪酸的，而大部分的飲食中，維持身體健康運作必要的脂肪酸種類攝取通常不足。當神經系統沒有足夠的郵差去傳遞正確的訊息，系統就容易出錯，誤判情勢。

遇到這種情況，每天口服品質良好的冷壓有機植物油，可以獲得改善。針對過敏情況，必需脂肪酸較高的植物油有琉璃苣、月見草、玫瑰果、黑種草、亞麻籽、大麻籽等，每天在不加熱的情況下攝取 3～5 毫升，可幫助身體系統恢復平衡。

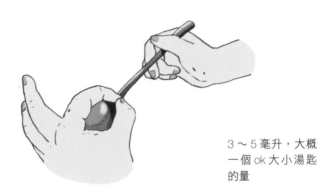

3～5 毫升，大概
一個 ok 大小湯匙
的量

值得注意的是，皮膚、呼吸道與消化道剛好都是會接觸到外界物質的身體系統。過敏的表徵出現在身體上，但也可觀察內心世界的狀態，是否同樣對於外在環境過於敏感？皮膚是個體與世界的界線，皮膚系統出狀況時，可以往自己與世界互動的關係這方面觀察看看，是否外在環境累積太多壓力，造成身體系統警戒等級升高，當有高過敏風險的物質進來時，就成為壓倒駱駝的最後一根稻草。

呼吸道是我們接收氧氣與排出二氧化碳的器官，如果是呼吸道過敏，可以檢視一下自己關於「接受與給予」的議題是否有忽略的狀況；消化道負責吸收外在物質中我們可以利用的營養，排出我們無法利用的部分，如果是消化道過敏，可以試著想想，最近生活中是否有太多無法「消化」的經驗。從這些身心學的思考方向，若能得到對自己更多的了解，就可以針對這些個人經驗使用相對應的精油。

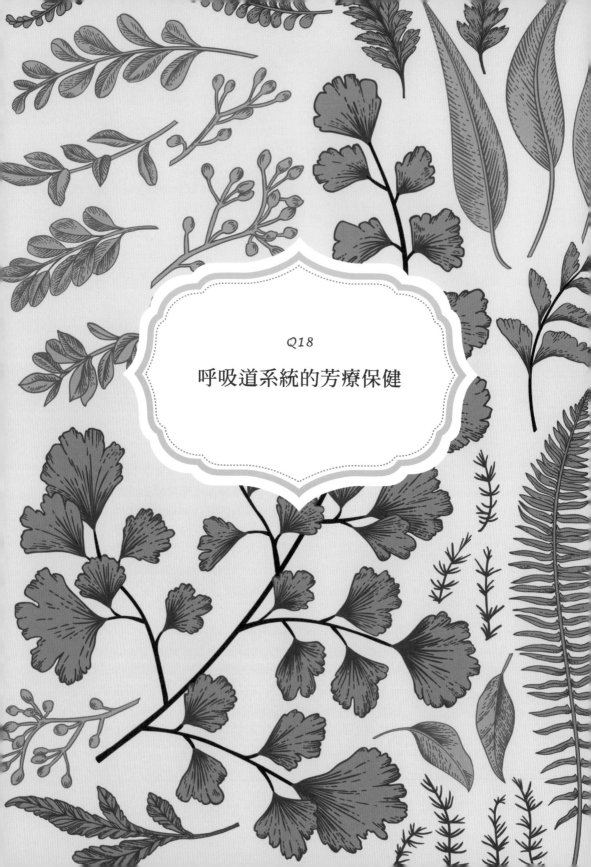

Q18

呼吸道系統的芳療保健

除了助眠、護膚，再來常被問到的芳療運用，就是跟呼吸道保健相關的問題了。如鼻塞、咳嗽、感冒引起的全身性症狀、過敏性鼻炎、長期乾咳、氣喘、扁桃腺發炎等。

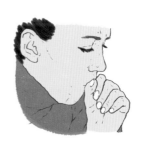

緩解呼吸道不適的症狀

呼吸道的狀況大概有幾個處理方向，可以依症狀（發炎、黏液、痙攣）搭配使用。

發炎的情況會出現疼痛與腫脹，有時候明明沒有鼻涕但呼吸不順，往往是鼻竇發炎，造成通道阻塞，這種情況首選可以消炎的精油，像真正薰衣草、醒目薰衣草、羅馬洋甘菊、摩洛哥藍艾菊、德國洋甘菊、乳香、沒藥等。

如果是有鼻涕，或者咳不完的痰，一方面可以用化痰的桉油醇迷迭香、尤加利、穗花薰衣草、樟腦迷迭香、綠花白千層、羅文莎葉等；另外樹脂類的精油如乳香、沒藥、古巴香脂等，也能幫助收乾。如果是乾咳不停，則可以用抗痙攣的精油紓緩，像是真正薰衣草、甜馬鬱蘭、羅馬洋甘菊、快樂鼠尾草、苦橙葉等，用這些精油再搭配樹木類精油（絲柏、香桃木、大西洋雪松、花梨木）加強呼吸道功能，都有很好的幫助。

由於呼吸道也是我們跟外界接觸的重要器官，如果出狀況，通常跟身體的守衛——免疫系統有關，所以可以用適度幫助提升免疫力的精油，像是百里香、迷迭香、尤加利、月桂等，幫身體加強免疫力；當然，這些狀況也是要有細菌、病毒共同演出，才會引發一連串的身體反應，因此，也可以加入一

些殺菌效果好的精油，像是檸檬、茶樹、羅文莎葉、檸檬香桃木、玫瑰草、廣藿香、岩玫瑰等。

前面講的是一般呼吸道感染情況，如果出現初期症狀，特性溫和的純露也很適合在這個階段給予身體適當的協助。

打了幾個噴嚏，覺得開始要有點清澈鼻涕出來的時候，溫暖又不會太燥熱的肉桂皮純露加一些在水裡，讓感冒危機消失於無形；感覺喉嚨有點卡卡或身體有點烘熱感，又沒有實際發燒，大量使用沉香醇百里香純露，可以提振全身的系統。

由於每個人身體狀態不太相同，如果嘗試使用讓人勇往直前的沉香醇百里香純露沒有獲得很好的幫助，或許你比較適合香蜂草純露這樣紓緩解熱、安撫緊繃焦慮狀態的產品。當然，如果觀察到身體不見起色，尋求專業診斷才是謹慎的做法。

如果沒有感冒但出現有痰的情況，可以考慮飲用絲柏、杜松純露，此二者有助於水分代謝，且有收斂作用，馬鞭草酮迷迭香、尤加利純露則可以幫助黏液消融。如果是長期咳嗽，可能是因為呼吸道功能低下，所以對於一點外在物質進入呼吸道都會有反應，這種情況可以用香桃木、大西洋雪松、乳香等純露來強化系統。

針對呼吸道不適，我們也可以調配按摩油塗抹呼吸道外側皮膚，或以薰香方式讓芳香分子進入呼吸道達到紓緩的作用。有時候因為一直擤鼻涕，到後來鼻子兩側跟鼻翼都開始脫皮了，使用按摩油塗抹也可以避免這樣的情況發生。

除了使用薰香工具讓空間充滿芳香分子，我們還可以準備一大碗公的熱水（會冒煙的那種），滴入一兩滴精油（不要貪心求多，太多會太嗆，反而不會有幫助），用毛巾包著自己的頭與碗公，吸嗅精油蒸氣。另外，在戴口罩的時候將一滴精油滴在口罩[1]上，也可以有效紓緩呼吸道的狀況。

緩解感冒與過敏性鼻炎、氣喘

如果是感冒病毒引起的全身性不適，像是發燒、頭痛，就可以用真正薰衣草和胡椒薄荷調成按摩油塗抹全身，胡椒薄荷、綠薄荷、香蜂草純露也有解熱的作用，可以減輕症狀。

剛接觸芳療沒多久時，我曾在過年期間發燒，一直在 38.8 度左右徘徊，很難入睡。但因為只有急診，所以沒有去醫院就醫，在家裡把手上有的精油都抹過三四遍，活生生像一株真正薰衣草，但絲毫沒有退燒的徵兆。

當時手上只有一罐香蜂草純露，決定死馬當活馬醫，只有這個沒試過，就來用用看吧！加到水裡喝下去，其實只覺得好香好好喝，然後不知不覺終於睡著了。醒來的時候人覺得舒服很多，一量體溫發現已經降到 37.9 度左右，之後身體情況就慢慢回穩了。

香蜂草純露十分溫和，不管是小孩或長者都可以使用，清新微甜的氣味接受度也滿高的。倘若使用很多「打打殺殺派」

註 | 1 2020 年因為新冠肺炎的關係，口罩成為了日常生活的一部分。在口罩上滴精油可以提升呼吸的舒暢度，紓緩戴口罩容易出現的悶熱不適感。但要留意，醫療口罩中間有夾層是利用靜電的方式過濾細菌，這一層靜電層會因為酒精、精油這類易揮發的有機物質（VOC）而失去作用。

也就是說，當你的口罩被酒精噴過，或沾染精油香香的氣味（不只是直接滴精油在口罩上，就算是把精油滴在衛生紙放在口罩內側，或和口罩一起放在夾鏈袋，讓口罩有香味，這些都算在內），其實過濾細菌的功能就已經下降很多。

當然，如果今天戴口罩主要是為了隔絕飛沫直接接觸，或者防止髒污的手碰觸口鼻，那麼使用精油滴在口罩上，是不會影響口罩這兩種功能的。請大家在使用精油及口罩的時候，評估自己的使用環境與需求，再做出最適合自己的選擇。

的芳療產品，像是百里香、尤加利、茶樹，仍感受不太到幫助，也許身體需要的並不是這種強力的支援，而是輕柔的安撫，這時候香蜂草就是很好的選擇。

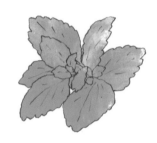

能輕柔安撫身體的
香蜂草

感冒過後，有時身體狀態雖已恢復，精神好了起來，但仍有一些鼻涕與咳嗽不停，此時若繼續用提升免疫力的百里香、尤加利、茶樹、迷迭香、月桂，或是殺菌的羅文莎葉、檸檬香桃木、玫瑰草、廣藿香、岩玫瑰，也許不會感受到很好的支持；有這種狀況，通常是因為感冒時身體機能拿去抵抗外敵，相對不重要的系統暫時被調降功能，雖然感冒好了，但這些系統功能尚未恢復，此時的鼻涕與咳嗽往往不是肺本身的情況，而是因為系統機能未恢復，壓迫到肺的運作。

光用提升免疫力與除濕化痰的精油不夠，還需要搭配可以幫助消化的果實類精油。像是檸檬、甜橙、佛手柑、紅橘、葡萄柚，又或是山雞椒、黑胡椒、豆蔻、杜松漿果。把助消化的果實類精油，搭配幫助呼吸道的葉片類、木質類精油一起使用。

除了因為外在病毒、細菌感染造成的呼吸道症狀，過敏性鼻炎還有氣喘也是很讓人困擾的情況。

過敏性鼻炎或支氣管炎等呼吸道發炎，主要還是來自免疫系統失衡的情況，因此除了呼吸道用油，減輕過敏反應也是很重要的思考方向。像是德國洋甘菊、羅馬洋甘菊、真正薰衣草就可以加入使用的行列，不管是飲用純露、薰香或者調油塗抹都會有幫助。

另外，也可以口服必需脂肪酸含量高的植物油，幫助神經系統正確傳遞訊息，以及消弭過度活躍的免疫系統訊號；像是黑醋栗、琉璃苣、月見草、玫瑰果、大麻籽、亞麻籽等都是很好的選擇。

值得一提的是黑種草油，由於它還含有黑種草酮與百里香氫醌，對於消除黏液特別有效，假設是鼻塞或濃痰情況，可以感受一下它帶來的幫助。

誘發氣喘的情況非常多種，發作時感覺胸悶、呼吸困難或劇烈咳嗽等。由於這時候呼吸道處在緊縮的狀態，就不要再挑選讓呼吸道更乾燥的氣味（尤加利、迷迭香、綠花白千層、羅文莎葉、月桂等），以免讓呼吸更不舒服。

我們可以用木質類的絲柏、膠冷杉、黑雲杉、花梨木等精油紓緩緊繃的呼吸道，或者像是可以幫助呼吸深沉的乳香、安息香、欖香脂這種樹脂類精油。另外像是真正薰衣草、甜馬鬱蘭、快樂鼠尾草、苦橙葉這一類抗痙攣的精油也可以搭配使用。

關於呼吸的身心觀照

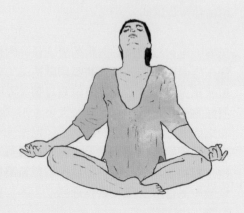

其實，每一次呼吸都是在「接受」和「給予」——接受空氣進入自己的身體，將體內的二氧化碳給予出去。呼吸一進一出要平衡，才能良好運作，接受太多，可能會有喘不過氣的情況發生；我們在生活中的接受和給予也要平衡，才是長治久安之計。

我們可以選擇要吃哪些食物，不吃哪些食物，卻比較難選擇要吸入哪些空氣。你吐出來的氣，混雜了各種物質，成為了我吸入的氣，透過呼吸，個體之間以不可見的方式交融在一起。

當我們對於這種交融產生抗拒或逃避，可能就會表現在呼吸道的情況上，像是因為感冒所以不用上班，暫時得以逃離或許讓自己心裡不是那麼舒服的環境。

喉嚨除了是呼吸道的一部分，也是我們溝通表達的管道之一。當我們喉嚨發炎、有濃痰、很難出聲、「開不了口」，可以感受一下，是否與心裡某一塊說不出的委屈、憤怒產生共鳴了呢？

常用單方精油

檸檬	山雞椒	大西洋雪松	茶樹	綠花白千層	摩洛哥藍艾菊	胡椒薄荷	月桂
香桃木	黑雲杉	歐洲冷杉	羅文莎葉	杜松	迷迭香	尤加利	百里香

建議配方

淨化環境	清新舒暢通鼻	山林氣息
檸檬、杜松枝、乳香、歐洲冷杉、岩玫瑰	胡椒薄荷、甜羅勒、桉油醇迷迭香、檸檬、綠花白千層	檸檬、苦橙葉、大西洋雪松、膠冷杉

過敏性鼻炎	輕鬆呼吸	對抗病毒
羅文莎葉、穗花薰衣草、摩洛哥藍艾菊、大西洋雪松、膠冷杉	甜橙、澳洲尤加利、真正薰衣草、乳香	穗花薰衣草、肉桂枝、綠花白千層、野馬鬱蘭、西班牙馬鬱蘭

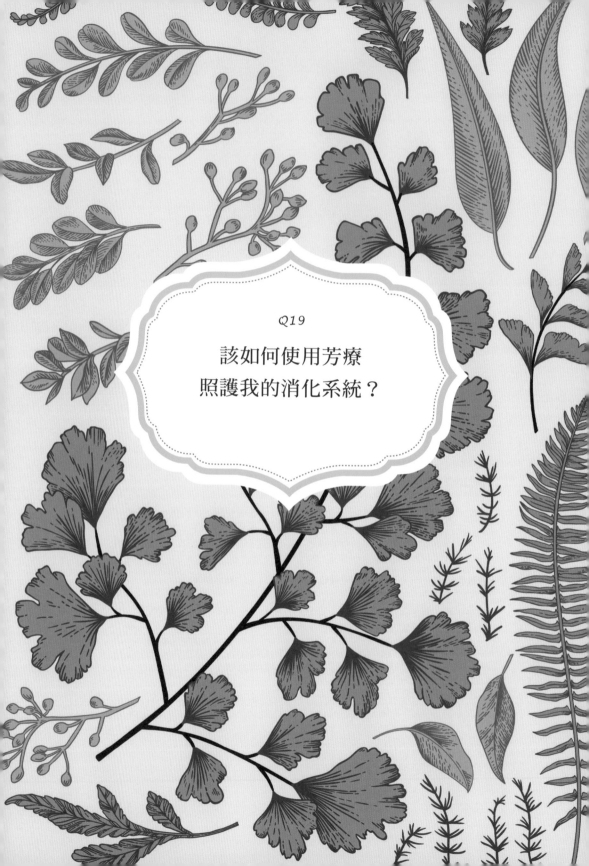

Q19

該如何使用芳療
照護我的消化系統？

消化系統負責把我們從外界攝取的東西轉化成身體可以利用的，以及排出身體用不到的。每個人或多或少都會有過消化系統出狀況的經驗，有些人可能是急性腸胃炎，有些人可能卻是長期的狀態。針對長期的狀態，有兩個方向可以去觀察看看，一種是消化機能低下，另一種是因為情緒緊繃引起的腸胃不適。

紓緩消化機能低下造成的不適

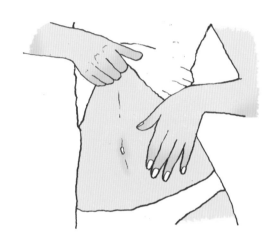

針對消化機能較弱的情況，我們可以用果實類還有香料類的精油來補強，像是甜橙、檸檬、佛手柑、葡萄柚等果實類精油，還有迷迭香、薄荷、百里香、羅勒、月桂等常見的藥草，或者黑胡椒、山雞椒（馬告）、豆蔻、茴香、丁香、肉桂這類廚房常見的香草、香料。

當然，如果是短暫因為吃太多而造成的消化不良，使用這些精油也可以很快疏通腸胃的飽脹感；如果用薰香沒有感覺，可以將精油調成按摩油塗抹在腹部。當然，如果有這些植物的純露也可以加到水裡面飲用，幫助消化。

我過去在讀研究所的時候，想用精油幫助專心，採用葡萄柚＋迷迭香＋檸檬香茅這個看起來很可以集中注意力的組合，但每次用，不到半小時就要先去找東西吃，根本無法專心讀書。幾次下來我才赫然發現，這個果實＋香料的組合，其實是幫助消化跟開胃啊！

雖然人在肚子餓的時候的確比較不容易睡著，但會變得很想覓食而離開書桌。如果有機會跟過去的我對話，我應該會提醒她，可以加一些幫助集中的木質類氣味，像是絲柏、歐洲冷杉、杜松、雪松等，或者是緩和行動、保持平靜的樹脂類精油（但要小心安息香跟祕魯香脂，它們類似香草冰淇淋的氣味），降低氣味引發開胃感，而保持在專注的狀態。

紓緩情緒緊繃造成的消化系統不適

如果情緒一直處在緊繃的情況，造成消化功能不正常，長久下來消化機能的確會呈現比較弱的狀態，因此如果觀察到自己平常（或小時候、年輕時）消化並無太大問題，但在某個人生階段後（也許是換工作、結婚、有小孩等人生重大變化），或者特定情況下，消化會特別不好，那麼這種就是跟情緒有關的消化問題。

為什麼情緒緊繃跟消化有關係呢？消化屬於自律神經控制的系統，也就是說，這部分並不會由我們的意識控制來進行。我們很難憑藉著大腦思維去影響「現在停止消化」或「不要有拉肚子的感覺」，因為這是由自律神經判定、操控的。

當身體覺得自己處於危險的狀態，它會啟動「戰或逃」（fight or flight）的機制，此時，身體的資源都會拿去支持跟「戰勝危險」或「逃離危險」有關的行動，至於是否能吸收剛吃進去的東西，對於這時的身體而言並不是最重要的事，活下去才是最重要的。

因此，如果我們處在情緒緊繃的狀態，身體會誤以為是生死存亡之際，因此關閉消化功能的機能，將資源轉移至其他用處。最明顯的狀況，就像是上台報告前會覺得緊張到胃痛、想吐，或者一直想要上廁所。

如果是上述跟情緒有關的消化不適，就可以用一些紓緩焦慮，甚或平衡自律神經的精油、純露。像橙花就是很棒的選擇，另外像檸檬馬鞭草、香蜂草，除了情緒紓緩外，對消化機能加強也很有幫助。甜馬鬱蘭、薰衣草、乳香、花梨木等比較輕柔的氣味也是我會考慮的選擇。如果是已經發炎的狀態，羅馬洋甘菊除了消炎，對於神經系統也有修護的作用。西洋蓍草能夠幫助消炎，也可以加強消化系統的功能。

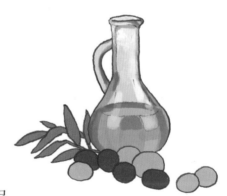

從口腔開始的消化旅程

我們的消化器官其實不只有胃跟腸，認真講起來是從口腔就開始。唾液幫助我們把咬碎的食物結塊，好吞嚥進入消化道，也能幫助把澱粉類分解為醣類讓身體利用。如果觀察到自己的口腔過於乾燥，甚或出現口臭的情況，這可能跟唾液過少有關係，這時候可以每天用油漱口 10 ～ 15 分鐘，除了加強唾液分泌，還可以幫助身體排毒[1]。

註 | 1 關於「油漱法」，可以參考 p.124

另外，如果有排便困難，可以考慮每天口服 3～5 毫升的植物油，加強腸道潤滑度，減少排便阻力。像中醫會使用火麻仁（芳療中的大麻籽油）來處理氣虛便祕（也就是機能低下的情況）或腸燥便祕（腸道水分不足）；另外，像黑種草油本身有百里香氫醌，對於消化機能也有提升的作用，加上原本就有幫助神經傳導的必需脂肪酸，對於功能低下的情況真的是很好的選擇。不過也因為有芳香分子的成分，因此不建議連續使用超過三個月，避免造成身體代謝的負擔。

「消化」一詞除了指稱身體系統，通常也運用在我們的生活語彙之中。比如會跟同學聊到「這本書太難了，我腦袋無法消化」，或者跟朋友說「最近工作太多，超過我能消化的量」。

如果消化系統出現一些情況，可以溫柔的問問自己，是否生活中有一些感覺「無法消化」的事情？脹氣的感受是否和自己被情緒、事情塞滿的感覺有些類似？嘔吐的時候，是否有種自己逼著自己強吞下一些東西，但還是受不了的無助感呢？腹中累積許多身體用不到的殘渣，是否在生活中也緊抓著一些覺得可能還有用的東西，捨不得放手呢？

拉肚子的時候，急忙跑去廁所，是否想到一些不愉快的處境、試圖逃跑的感覺呢？這些都是從身心學的角度去看情緒與身體的關聯，如果已經用過各種強胃散、排便劑但仍不見好轉，給自己一個機會，從另外一個角度觀察，也許身體正在試圖用它的方式與你對話。

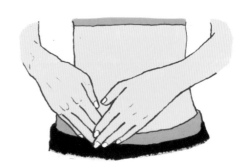

每天可以做的腹部按摩

每天花 3 ～ 5 分鐘，幫自己的肚肚塗點油加上按摩，就可以很輕鬆
幫助消化。一方面加強精油的吸收，另一方面加速腸道蠕動，透過
肌膚的觸碰，還可以刺激皮下的神經系統，有助於紓緩情緒緊繃，
一舉數得。

簡單的腹部按摩，我通常會分成上腹部（胃部）與下腹部（腸道）：

1　上腹部抹油，先輕輕畫圓幾次，待手心溫度因摩擦溫度升高一點時，放
　　在胃部外側皮膚 1 ～ 2 分鐘，溫熱胃部的感覺很舒服。

2　下腹部也是先以畫圓的方式抹油，我會以靠近右大腿側的角落為起點，
　　往上到靠近肚臍右側的角落，然後往左到肚臍左側的角落，再到靠近左
　　大腿側的角落，依著腸道排泄的方向進行按摩。力度其實不用太強，按
　　摩並不是真的要把糞便從腸道中壓出來，而是幫助蠕動。

3　上下腹部畫圓的次數不限，到滿足之後，可以把手變成切菜時保護手指
　　頭不被切到的「貓手姿勢」，把整個腹部想像成一個圓形時鐘，胃部、
　　肋骨中心的位置是 12 點，接近恥骨的位置是 6 點，靠近左手是 3 點，
　　靠近右手是 9 點。用貓手姿勢，或者用掌心、掌根的部位，從 12 點的
　　位置，左手往 3 點鐘，右手往 9 點鐘的方向畫斜線幾次。然後從 6 點
　　的位置，左手往 3 點鐘，右手往 9 點鐘的方向畫斜線幾次，把自己的肚
　　子在時鐘的範圍內，以 12 點、3 點、6 點、9 點四個定點畫出一個菱形。
　　接著用貓手姿勢，或者用掌心、掌根的部位，在菱形範圍內打圈圈。當
　　然，你可以用各種方式讓自己放鬆、舒服，這才是進行按摩的重點，其
　　他像是力度、次數、方向等，都沒有一定的限制。

1 分鐘很好，5 分鐘很棒，10 分鐘的感受留給你自己去體會！進行
按摩時，或許會發現腦中出現一些新的想法，或者一些問句，是過
去沒有留意到的感受，試著把它們記錄起來，甚或在生活中實踐，
會有更多新發現喔！

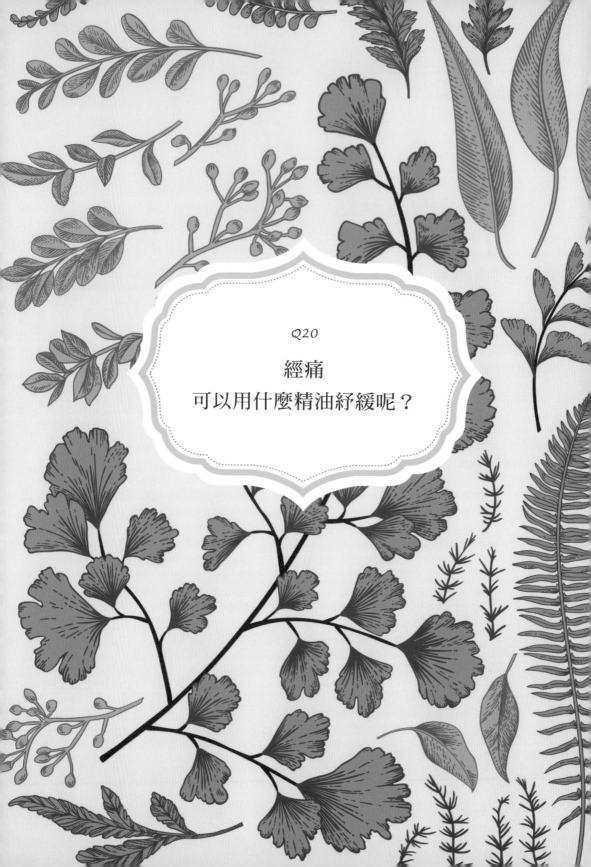

Q20

經痛
可以用什麼精油紓緩呢？

引起經痛的原因有很多種，但在痛起來的時候，大概沒時間與心思去研究那麼多。正在經痛的時候，可以用抗痙攣的精油，像薰衣草、快樂鼠尾草、苦橙葉、羅馬洋甘菊、佛手柑、豆蔻等，它們的酯類化學分子比較多，可以幫助放鬆，減少痙攣。

如果收縮劇烈，可以考慮加入龍艾、熱帶羅勒、肉豆蔻等醚類化學分子突出的精油，止痛效果更強。但要記得，有一好無兩好，這些精油同時對於肌膚還有身體的刺激度也高，用量最好占整體濃度的 1% 以下比較安全。

另外，也可搭配減緩疼痛的精油，像是完全依蘭、甜馬鬱蘭、甜茴香、冬青白珠樹等。還有一個方向是溫暖活絡、幫助往下行氣，帶動經血排出，也就是根部類的岩蘭草、歐白芷根，以及地下莖的薑。

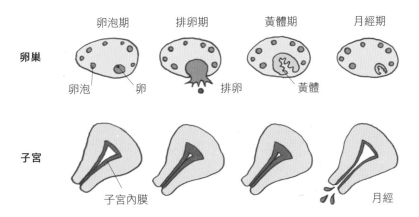

以上提到的精油，依自己的情況來挑選，調成 5% 按摩油，也就是 10 毫升植物油裡加入總共 10 滴精油。如果感覺沒有改善，可以考慮把精油濃度拉高到 10%（精油總滴數增為 20 滴），塗抹下腹部，如果可以加上熱敷，應該可以更快感受到狀況的減輕。

如果是偶爾出現的經痛，上述的按摩油選項應該足以讓這一次經期平安度過。如果經痛是頻繁、長期出現，冰凍三尺非一日之寒，緊急狀況處理好了，就要把握機會在平常就好好調理，預防經痛再次發生。

了解問題就是解決問題的一半，想要解緩經痛發生，首先要了解經期是什麼，就比較知道如何讓異常情況回歸正常。影響月經有兩大荷爾蒙：雌激素與黃體素，兩者都是由卵巢濾泡所產出，女性的生理週期也就是這兩個激素此消彼長而產生的韻律。

卵巢濾泡會分泌雌激素，它有三種功能：一、雌激素可抑制過多的皮脂分泌，讓皮膚狀態細緻柔嫩有光澤，也會讓身體增加脂肪堆積在乳房還有臀部，讓女性身體發展出第二性徵，以吸引異性發生性行為，達到培育胚胎的目的（不難理解，雌激素的別稱是動情激素）。

二、在生理週期中，子宮內膜細胞接收到雌激素的訊號就會開始充血增厚，好在胚胎形成時，子宮內有足夠的沃土讓胚胎可以著床。三、當卵巢濾泡成熟時，雌激素也達到高峰，之後卵子被排出，而卵子排出後的卵巢濾泡變成黃體，分泌出黃體素。黃體素負責維持著雌激素增厚的子宮內膜，等待胚胎著床，如果期間沒有精子跟卵子結合為胚胎，黃體素的濃度驟降，子宮內膜就會開始剝落，也就是月經來潮。

簡單來說，每一個週期，子宮這間房間都等待著客人（胚胎）入住，這時雌激素在身體裡面占上風，就像是飯店會做廣告宣傳以吸引顧客上門。另一方面雌激素也會把房間整理好，鋪好柔軟細緻的床單等，為接下來可能住宿的客人做好萬全準備。

再來，就是接待部——黃體素負責的階段，又稱黃體期。如果空房一直等不到人，接待人員也會撤離，這時房間因為沒

有房客，就會有清潔部人員把房間重新整理，也就是子宮內膜剝落，進入下一個攬客檔期，也就是下一個月經週期。

如果宣傳部（雌激素）與接待部（黃體素）沒有接應好，換句話說，雌激素與黃體素分泌不正常或有太大落差，那麼就容易產生情緒低落、水腫、腰痛、頭痛等各種經前症候群或經痛。

對婦科系統有幫助的精油

可以幫助婦科相關內分泌恢復平衡的精油有很多種，因為花朵本身就是植物的生殖器官，所以花朵類的精油，像是玫瑰、茉莉、依蘭都可以給予很好的支持。另外還有一類植物也很常被提到，因為它們有被認為「類似」雌激素的化學分子，可能會影響雌激素分泌，如快樂鼠尾草、天竺葵、甜茴香、絲柏等。由於這些物質並非雌激素本人，所以並非直接補充雌激素到身體中，它們對於身體的影響，以目前的研究來說，是否會直接造成雌激素的增加[1]，並沒有一個肯定的答案。

畢竟，目前的科學研究，大多是使用單一化學分子進行體外實驗（細胞或者動物實驗），單一化學分子使用量遠高於人體正常使用精油時的攝取量，這種實驗條件得出的結論，是否能直接套在精油用於人體的影響，有待商榷。

在使用上，我們的確可以看到許多使用者在用了這些精油後，生理期的狀況改善了，但從目前的研究技術來說，我們很難判定，是因為用了精油改善情緒狀態，從而改善了月經狀態；

註 | 1 這種「類雌激素」的化學分子可以分成兩類，雙醇類（如快樂鼠尾草、茉莉）及倍半萜醇類（岩蘭草、廣藿香、大西洋雪松）等，但因為說法不一，以目前的研究觀察，實難給予確定的結論。

或者是身體真的受到這些化學分子的刺激，而改變了月經狀態。尤其這些「類雌激素」的化學分子，在精油中本身含量並不高[2]，在正常使用的劑量下，身體會吸收到的有效劑量遠低於實驗中的劑量。

從芳療的角度來說，植物的香氣是幫助我們療癒與恢復正常功能，如果從這個角度來說，或許能這樣理解這些香氣的作用：原本的身體並不太認識雌激素（受體不敏銳），使用精油後，體內類似雌激素的物質量增加了，有更多物質有機會和受體結合。

但畢竟精油中的「類雌激素」並非雌激素本人，就像有兩把鑰匙 A 跟 B，乍看長得很像，但 A 不一定可以打開 B 的鎖，反之亦然。類雌激素與雌激素受體的結合程度，也並非直覺以為的有多少就能結合多少。

註｜ 2 以常被提到的快樂鼠尾草精油來說，其中被視為類雌激素的快樂鼠尾草醇，在快樂鼠尾草精油中，比例約占 0.245 ～ 0.275%，也有一些廠商提供的報告顯示，大概在 0.52 ～ 1.6% 之間。
在一次只使用幾滴，使用調配好的複方精油甚至不到 1 滴的分量，做空間擴香；或者使用幾滴 5% 以下精油濃度的按摩油，其中的類雌激素成分，真正能被身體吸收的非常少。以 1 毫升 5% 的按摩油來算，裡面有 0.05 毫升快樂鼠尾草精油，用較高的數字來算，其中快樂鼠尾草醇為 0.0008 毫升，加上我們的皮膚本身並非來者不拒，實際上真正進入身體系統的量又更低了。（補充說明，500 毫升的豆漿裡面約有 50 毫克，也就是 0.05 克大豆異黃酮這種類雌激素，而且喝豆漿的吸收效率遠高出肌膚塗抹或者薰香吸嗅。）

如果目前的身體狀態對於雌激素是有顧慮的，最謹慎保險的做法就是全面避開 [3]。畢竟，情緒狀態跟我們的身體狀態本身就息息相關，如果無法心無罣礙去使用這些嫌疑犯，光是猜忌、恐懼等心理壓力，就很有可能造成身體情況的變化。既然沒有使用這些產品也能過生活，又何必讓自己冒風險呢？畢竟，使用芳療是為了讓生活更輕鬆，而不是更提心吊膽，否則豈不是本末倒置？

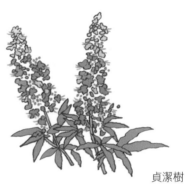

貞潔樹

面對失衡內分泌的解方

不得不提，在眾多植物中，有一個很特別的植物是貞潔樹（別稱聖潔莓），它是少數能提升黃體素的植物，也因此如果有雌激素過多的情況，又真的很想用植物來幫助自己，卻害怕前面那些類雌激素搞怪，可以考慮使用貞潔樹從黃體素這方面來平衡。

我們除了針對失衡的雌激素或黃體素給予加強，可以更進一步透過調控內分泌的總管——腦下腺來平衡婦科相關的內分泌。這就像是今天飯店的宣傳部與接待部沒有接應好，除了

註 | 3 也就是包含玫瑰、茉莉、依蘭、快樂鼠尾草、天竺葵、絲柏、甜茴香、綠花白千層、岩蘭草、廣藿香、大西洋雪松等精油。不過要提醒，人體的內分泌運作跟情緒息息相關，使用其他精油無法斷絕因為情緒改變造成內分泌改變的情況。請評估個人風險承擔能力，再選擇使用適合自己的產品。

可以分別加強兩個部門的工作確實度，另一方面，也可以從更高的主管層級去調解兩個部門的溝通。想從這一方面下手，就可以利用馬鞭草酮迷迭香、黑雲杉、檸檬馬鞭草等精油，主攻影響腦下腺的調控功能，而非直接影響雌激素或黃體素。

以上提到的植物，除了可以用精油調成按摩油外，也可以透過每天飲用 20 ～ 30 毫升的純露達到紓緩、平衡的作用。月經本身就是人體自有的淨化程序，想調理月經的情況，建議在非月經時喝，月經時休息，讓全身有完整的淨化、調整過程，經期結束後再開始進行調理。

因為經期正是雌激素與黃體素兩個荷爾蒙濃度都低落的時候，如果這時又補充刺激這兩者分泌的物質，可能會有些擾亂身體運作；此時可以持續使用前面提到調整腦下腺的植物們，幫助穩定。

如果月經時仍有不舒服，建議用第一段紓緩經痛的按摩油，或者使用薰衣草、橙花、香蜂草等比較紓緩的純露。

呵護子宮內膜異位產生的疼痛

提到經痛，很多人腦中會出現一個經典的芳療配方：永久花與岩玫瑰，但這兩個植物在前面卻從來沒有出現，這是為什麼呢？因為這兩者最擅長的，並不是調整雌激素或黃體素，而是針對子宮內膜異位的疼痛。

子宮內膜異位指的是子宮內膜細胞沒有乖乖待在子宮內膜裡，跑到其他地方去了，像是骨盆腔中的腹膜、大腸或卵巢。儘管在錯誤的地方，但又會接收到雌激素的訊號而開始充血，跟子宮內的子宮內膜細胞一起脫落，於是產生劇烈疼痛。

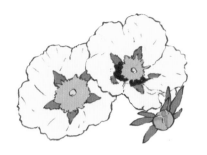

岩玫瑰

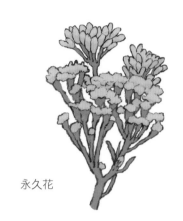

永久花

這個情況如果發生在卵巢，卵巢內的積血難以排出，久了就會變咖啡色的血瘤，顏色就像巧克力，所以又稱為巧克力囊腫。子宮內膜異位最主要的原因是經血逆流，少部分的經血並沒有從陰道流出，反而從輸卵管逆行進入腹腔；經血中含有一些子宮內膜細胞，當這群遊牧民族在子宮以外的地方定居時，就產生了子宮內膜異位。

由於這個情況跟經血排出有關，因此永久花這種可以抗凝血、幫助血液流動的植物芳香分子，就會很有幫助。此外，永久花還有強大的淨化效果，面對子宮內膜異位這樣錯綜複雜的情況，有著一筆勾銷的重生能力。至於岩玫瑰，它有收斂的特性，能夠減少充血，因而紓緩子宮內膜細胞在其他地方充血造成的疼痛。

由此可知，並不是所有的經痛都要使用到永久花跟岩玫瑰，還是得先了解自己屬於哪一種情況，處理起來就更容易感受到幫助。

順帶一提，網路上有很多資料提到永久花純露很寒，所以不建議太常喝。菊科植物多被認為屬性偏涼，我自己使用永久花純露並沒有很明顯的寒感（跟吃水果、生魚片、冰淇淋、去冰手搖杯相比），不過因為每個人體質不一樣，對於同一

物質反應不一定相同，如果在使用上身體有出現一般食用寒性食物帶來的狀況，那麼一樣可以用平衡的方式去調整，像是搭配黑糖、薑、桂圓等暖性、溫性食材一起服用。

如果是月經不規律，那麼跟內分泌不穩定有關係，前述提到平衡內分泌的都可以使用。但若 3 個月以上月經未至，就有閉經的可能，需要補強內分泌。如果 6 個月以上還沒有來，可能需要使用效果更強的通經植物，像是艾草、鼠尾草、樟腦迷迭香、頭狀薰衣草等。假設是因為身體虛弱，造成經血不足以產生月經，可以使用比較補身的精油，像是歐白芷根、岩蘭草、龍腦百里香等。

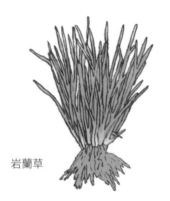

岩蘭草

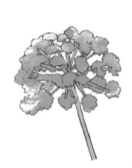

歐白芷根

龍腦百里香

以上提到的情況，其實都跟神經傳導有關係，腦下腺與身體各種荷爾蒙的溝通，需要足夠的神經訊號傳導信差，才能夠有效到位。這時候，口服植物油可以帶來全面的幫助，因為植物油中的必需脂肪酸正是神經訊號傳導所需的物質。

二來，經痛也有部分是體內造成痛覺的前列腺素過高，Omega-3 或 Omega-6 都會產生消弭這種前列腺素的物質 [4]。因此，如果是長期深受經痛所苦，很建議每天口服冷壓有機植物油 [5]，確保身體有足夠的營養素，幫助神經訊號正確傳導產生內分泌，以及解除身體過度的發炎或疼痛反應。

私密處問題的處理對策

還有一個跟婦科保養有關的，就是私密處感染造成的搔癢、分泌物等。這種情況可以使用玫瑰或沉香醇百里香等殺菌力較強的純露，噴灑私密處後擦乾。

如果是發炎的情況，再考慮使用德國洋甘菊或羅馬洋甘菊等消炎的純露，面對因感染造成的發炎或搔癢，若一直用消炎強但殺菌能力相較弱的純露，只有紓緩末端的發炎情況，沒有處理到根本原因，自然比較難感受到情況好轉。

此外，也可調濃度 1% 以下的按摩油塗外陰部，甚至按摩到內陰部、陰道內。感染的情況可以使用茶樹、松紅梅、綠花白千層、香桃木、天竺葵等。我個人同一個配方會先從 0.5% 開始調，確認私密處都沒有刺激反應，又想加強效果，才再拉高濃度。有一說是把具消毒殺菌效果的精油滴在內褲上，不過這樣私密處有機會直接觸碰到純精油，所以不是那麼建議。

生殖系統是現今區別出人類不同性別身體的首要因素，由此生理性別發展出的各種社會角色，往往與真實的個人有所扞格。社會、制度因為性別加諸個人的責任或者限制，使得個

註 | 4 關於植物油與減輕痛覺的關係，請參考 p.116
5 口服植物油的介紹，請參考 p.122

體承受的痛苦何其多，讓人對於自己本有的一部分產生抗拒，這樣的抗拒，反映在各種生殖系統的狀況中。

在跟眾多使用者接觸的經驗裡，有一類人個性比較男性化，或者呈現社會對於男性的刻板印象，像是一肩扛起責任，不善於表達內心情緒，有苦也不習慣說出來。這些人對於花香（女性化）非常抗拒，但又有嚴重的經前症候群或經痛，這種時候我會建議使用天竺葵[6]，它雖然是葉片蒸餾，但卻有一絲花香感，像是披著中性、男性的外貌，但終歸要回到自己身體真實的樣貌。

私密處的感染、搔癢，有時不見得是外在細菌的關係，而是內在失衡。如果用遍了殺菌類的植物仍不見效果，或許反而可以考慮使用花朵類的植物，調成按摩油塗抹心臟外部皮膚，或者飲用純露，讓真實的自己有勇氣把最嬌嫩的一面綻放。

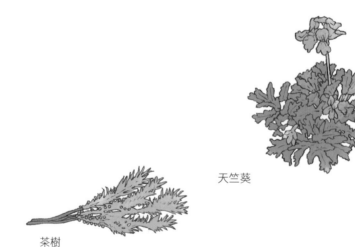

天竺葵

茶樹

註 | 6 關於天竺葵不同品種的差異，請參考 p.74

當子宮孕育了生命之後

(1) 孕期

懷孕時，內分泌會與平常的身體有很大不同。懷孕初期，可能會因為內分泌有巨大變化而產生消化不適，也就是俗稱的害喜。這時孕婦可能又會考慮到胎兒的安全，不考慮使用一般藥物來紓緩症狀，而芳療可以帶來溫和又直接的幫助，就是很好的選擇。

不管是懷孕的哪一個階段，柑橘類精油都是最好的朋友，因為它的來源是我們一般生活中頻繁接觸到的水果，所以就算使用精油，對於身體來說也不會造成太大的負擔。

柑橘類精油可幫助消化，也能幫助循環，從懷孕初期因為內分泌不穩定而有的害喜，到後期因為胎兒變大、擠壓到內臟而產生的水腫，這些精油都可以有很大的幫助。另外，橙花、香蜂草純露對於消化與代謝也有很好的作用，而且很溫和，可在孕期全程使用。

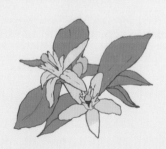

橙花

懷孕時使用芳療，最主要的就是要注意劑量。如果以純露噴灑臉部護膚，因為吸收到芳香分子的量非常少，所以不用擔心；面油避開

會影響到內分泌的精油，或者使用純植物油，還是有很好的作用；如果要調配按摩油，建議劑量都在 3% 以下為佳，因為在懷孕時，身體的敏銳度會比往常來得高（因為體內還有一個生命要保護，所以對於外來物質會比較敏感），所以一點點劑量就可以達到作用了。再者，太高的劑量也怕會影響到胎兒的情況。

(2) 產程

在歷經孕期長久的醞釀，終於面對生產的大關卡，產後媽媽們身心俱疲，加上多了一個新生命需要照顧，著實是人生重大的挑戰時刻，這時候我們可以使用芳療產品幫助自己調適身心。

有一些精油可以幫助產程進行順利，像是茉莉、玫瑰、依蘭這種花朵類的精油，還有薑、丁香、肉桂，這些強化循環的精油都可以搭配使用。但使用前務必先和主治醫師溝通確認，並非所有醫師都能夠接受在產程中使用其他東西。

(3) 產後

產後可以用岩玫瑰、薰衣草純露清洗傷口，幫助癒合。此時媽媽們的身體會再次出現劇烈的內分泌變動，影響到認知與情緒，使用佛手柑、甜橙、橙花、茉莉、玫瑰、岩蘭草……或者任何覺得聞起來比較開心的精油薰香，都會對自己的人生新旅途有幫助。

不要吝於優先給自己呵護與喘息的機會，因為求生機制的設定，媽媽對於剛出生的小寶寶會用最緊繃的神經關注著，這也會讓我們出現前所未有的恐懼、焦慮，讓身體更難恢復平衡的狀態。

而產後使用芳療產品要留意的是，小嬰兒全新的嗅覺器官對於任何

氣味都非常敏銳，如果把按摩油使用在胸部，建議與哺乳時間間隔 2 小時，並在哺乳前再用濕紙巾擦拭乳房；薰香時請留意空氣流通，以及氣味不要太濃郁。建議在寶寶進入房間前半小時擴香，當寶寶進入房間後關閉機器，或者使用酒精噴霧。

如果媽媽想使用芳療保養，純露是非常溫和的產品，用在成人身上對小嬰兒不會產生影響。而臉部保養基於氣味考量，面油建議精油濃度從 1% 開始使用，身體按摩油精油濃度也建議從 3% 開始，並且避免使用完後立即直接接觸小嬰兒，以免強烈氣味造成小嬰兒的嗅覺負擔。

(4) 新生兒

面對剛出生的新生命，若害怕人工化學物質對他造成傷害，芳療也是很好的選擇。在洗澡水中加入 10 毫升羅馬洋甘菊、橙花或薰衣草純露，可以幫助小寶貝慢慢適應這個世界。

如果新生兒皮膚有出現一些紅疹，羅馬洋甘菊純露搭配金盞花浸泡油就是很強大的配方。先噴灑純露，趁水滴還在皮膚上時，塗抹適量金盞花浸泡油，通常紅腫癢的情況會很快消失。由於嬰兒的代謝器官尚在發展，若要使用芳療，純露與薰香會是比較適合的方式。3 歲以前盡量不要使用精油，以免造成代謝上不可逆的不良影響。

雖然在嬰兒剛出生的時候，我們的每個決定看起來對他都會造成不可逆的影響，但育兒是一輩子的事，藉由薰香或按摩油幫助自己釋放當下壓力，過好每一天，就能為媽媽與孩子帶來美好的一輩子。

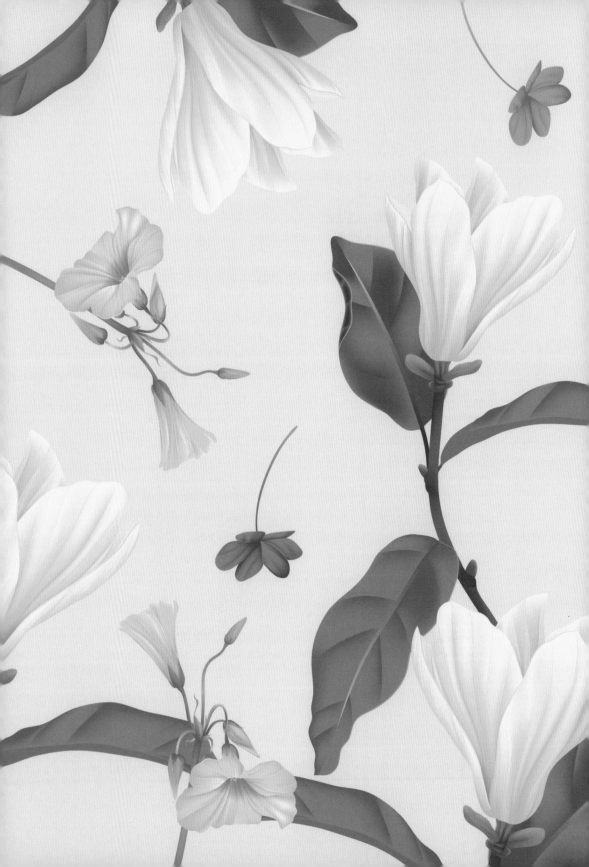

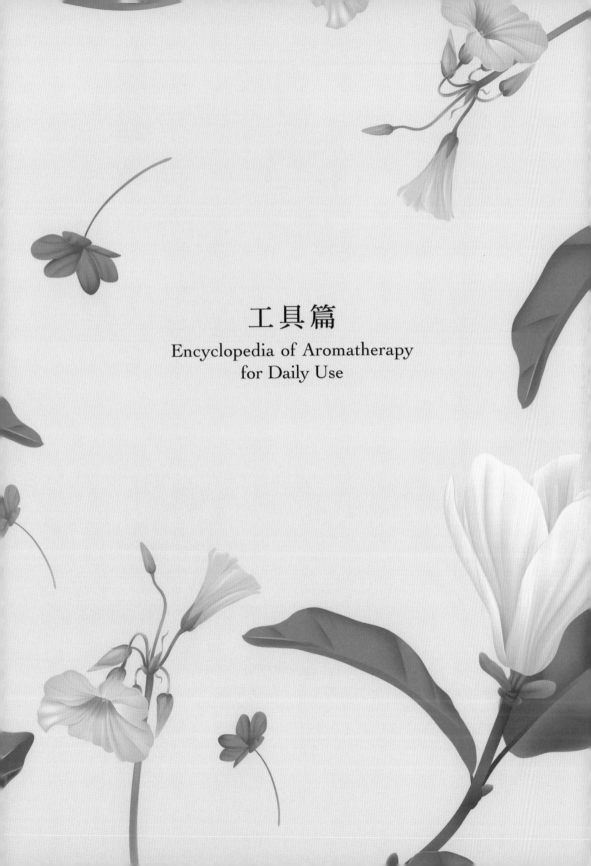

工具篇

Encyclopedia of Aromatherapy
for Daily Use

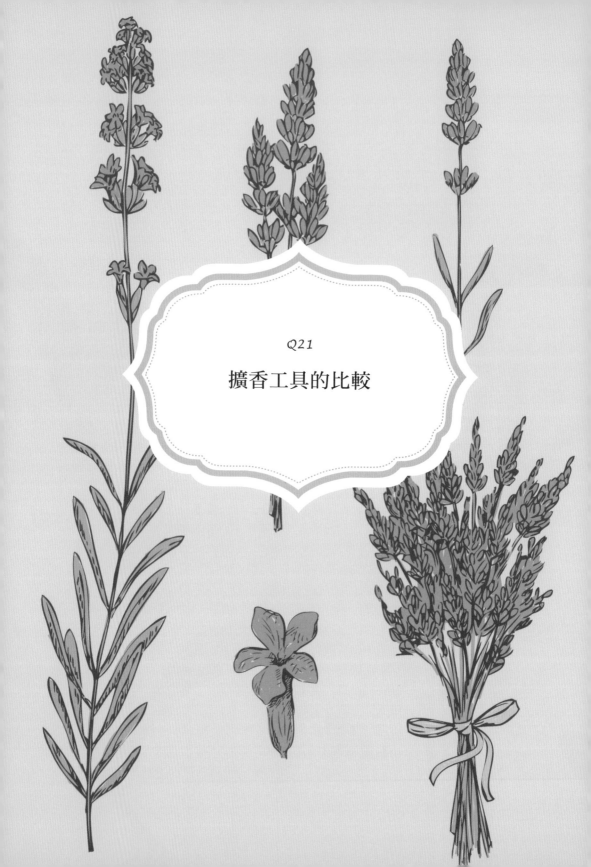

Q21

擴香工具的比較

薰香是芳香療法中很重要的一種香氣運用方式，也可說是芳香療法的特色之一。市面上有很多種擴香工具可以達到空間薰香的作用，然而每一種特性並不相同，適合使用的空間條件也不相同，在購買之前先了解不同產品的差異，使用起來自然得心應手。常見的擴香工具，大概有以下三種類型：自然揮發、加熱擴香，以及煙霧擴散。

常見擴香工具1：「自然揮發型」的陶珠、擴香竹

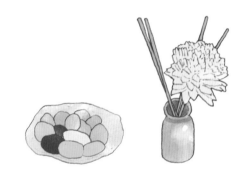

自然揮發如陶珠、擴香竹，特色是造形最為多變，可依空間調性挑選適合的產品作為裝飾搭配，看起來賞心悅目。

由於使用起來簡單，在大賣場也可以看到類似的產品，因此是很多人接觸香氣的第一個夥伴。不過要注意的是，精油本身雖然是揮發性的物質，可以透過物體吸附精油後慢慢揮發到空氣中使人聞到香味，但精油本身的留香度[1]並不高，若要以精油自然揮發的方式讓整個空間都充滿香氣，是比較難達到的效果。

註 | 1 芳香分子在空氣延續的能力，小分子（柑橘類精油大多為小分子）留香度低，大分子（如檀香、苦橙葉、岩蘭草等精油）留香度高。但留香度高的精油，在自然揮發的情況下，揮發速度很慢，還是很難像人工香精一樣，在相同時間內，使空間中有足夠香氣濃度讓鼻子能捕捉到。

一般市面上自然揮發的擴香產品，大多為氣味持續性更久的人工香精，或以部分精油搭配特定的界面活性劑以掌握揮發速率。但如果使用到人工香精，就和芳香療法的使用方式相違背了，在購買時要謹慎挑選 [2]。

兩者相比，精油像是小朋友最愛的吹泡泡機吹出來的肥皂泡泡，很容易飄散破掉；而人工香精就像是泡泡膠吹出來的塑膠泡泡，相比起來不容易破。

擴香就是要讓泡泡布滿空間，讓鼻子接觸到足夠的泡泡（香氣分子），才能感覺到香氣。

在這情況下，肥皂泡泡因為很容易破掉，要填滿空間，需要同時產生超大量，甚至還需要一些助力，幫助它們在還沒破掉前抵達空間角落；而塑膠泡泡因為不容易破掉，所以可以慢慢堆疊到將整個空間填滿。

因此，如果要使用陶珠、擴香竹這樣的自然揮發方式達到精油擴香，會比較適合小空間，比如說汽車內，或是小型的洗手間，還有衣櫃；另外，還有各種樣式的精油項鍊，也是透過自然揮發的方式讓香氣可以隨身攜帶，不過氣味範圍可能就只有近身時才會聞到淡淡香氣，適合自己需要聞香，但又不希望干擾他人嗅覺的時候使用，像是搭乘交通工具、辦公室等。

註 | 2　有些香氣不是來自於植物，或者根本沒有這種植物，又或者植物本身並沒有精油，還有可能是因為製造精油的程序過於繁複，所以幾乎沒有生產。但是，在實驗室中可以很簡單的透過人工合成方式仿製出近似的氣味，如麝香、藍茶、竹葉、小蒼蘭等。因此，如果在產品成分中看到標示為這類植物的「精油」，可以合理懷疑是由人工香精製成。

常見擴香工具 2：「加熱擴香型」的蠟燭、燈泡、擴香石

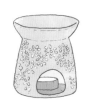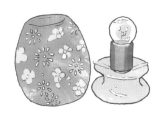

想幫助精油跑遠一點，有兩種助跑方式，一種就是加熱擴香，其中又可粗分為三種工具：蠟燭、燈泡，以及使用插電恆溫加熱的擴香石。這種擴香方式是利用「精油遇熱會加速揮發」，一下可以跑比較遠，讓短時間內空間中布滿足夠多的芳香分子，進入空間會有聞到香氣的感覺，擴香效果比自然揮發來得好。

不過要考慮的是，精油遇熱的同時，氣味上可能會產生一些變化。比如說甜橙精油，剛開始擴香覺得很清新可愛、像是準備要校外教學的孩子，但在擴香半小時之後，氣味上可能就變得像曬了一整天太陽、累癱的老師──從新鮮果實變成烤橘子的氣味，若是對柑橘類香氣比較講究的使用者，這種方式可能就不太適合。

不過，像是雪松、岩蘭草、廣藿香、茉莉、檀香等香氣持續性很久的精油（底調類精油），使用加熱擴香反而能夠凸顯出它們的香氣層次。

此外，以蠟燭和燈泡加熱的款式，通常溫度會達到攝氏 70 ～ 80 度，在這種溫度下，精油還沒揮發完就已經燒焦，因此在使用上會需要加水使用以降低精油接觸的溫度，才不會一下就烤乾了。不過，一來精油遇熱可能會有一些氣味上的變化，二來遇水也會有水解的情況，這兩個條件加在一起，會讓擴香的效果和直接嗅聞精油瓶的香氣感覺差很多。

和蠟燭與燈泡的加熱相比，擴香石是更為安全的選擇。它使用插電讓鐵片恆溫加熱，不用擔心是否有明火危險，也不會有過熱疑慮，就算一時忘記關，並不會產生很大的影響[3]。清潔上也很方便，由於使用陶瓷材質，只要使用酒精[4]擦拭就會和新的一樣。

擴香石盤面上還可以擺放粗鹽粒[5]，把精油滴在鹽粒上吸收後再遇熱揮發，如此一來能降低精油接觸到的溫度，讓精油揮發速度慢一些，香味更持久；二來要清潔時，只需更換鹽粒即可，不用酒精擦拭。

淺盤擴香石的溫度大多是攝氏 50 ～ 60 度，精油可以直接滴在盤面上，或者如前面提到加上鹽粒的使用方式[6]。深盤擴香石的溫度差不多就會有攝氏 70 ～ 80 度了，會如此設計是因為這種擴香石常被拿來溫熱按摩油，這樣塗抹身體時會有溫潤的感覺；但也因為溫度的設定，若用於精油擴香，就要和蠟燭或燈泡加熱的款式一樣，加水或粗鹽粒使用，避免精油燒焦。

過去擴香石大多是做一體成形，不過現在也有廠商提供擴香盤與加熱部位分離的款式，這樣用來溫熱按摩油更方便！不用拿著一整台擴香石，清潔上也更好處理，溫熱按摩油後可

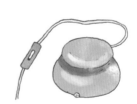

註 | 3 我個人的使用經驗是除非離家好幾天才會關掉，若以右圖的擴香石為例，一星期的運作大概的電費是 3 元。

4 藥妝店、藥局能買到的 75% 或 95% 藥用酒精都可使用。如果手邊正好用完酒精但要做清潔，廚房中有的 40% 米酒也可以嘗試看看。

5 如玫瑰鹽、海鹽等顆粒較大的鹽粒結晶。一般食鹽由於顆粒較小，清理上比較不方便，所以並不推薦。

6 我有時也還是會在淺盤擴香石上加入一些純露搭配精油擴香，比如說玫瑰、橙花這類萃油率低的植物，由於純露中有些許植物的芳香分子，因此在加熱揮發後還是會有香氣，是一種花朵類擴香的替代方案。

以直接把上盤拿到水槽清潔，不用擔心加熱鐵片或電線遇水的問題。

雖然擴香石對於精油氣味會有一些影響，但因為使用方便，只要將精油滴在盤面上即可，所以許多剛接觸芳療的使用者都會選擇它當成擴香好夥伴。

一般來說，4、5 滴的精油就可以供 4 坪左右的空間擴香，由於每個人對於氣味的感受不同，若覺得氣味還是不夠，可以再多加幾滴到自己覺得足夠的香氣濃度。

超過 4 坪的空間，可能只有擴香石所在的區域附近會有足夠的味道，如果空氣流動佳，當然香氣的範圍會更廣一些。使用者比較常會想了解的是，這樣使用香味可以持續多久？這主要是看精油的種類，前面提到，小分子揮發速度快，大概 30 分鐘就聞不到味道了，大分子揮發速度慢，可能隔了一天還有氣味在。所以通常我們會把不同精油調和在一起擴香[7]，讓大分子拉住小分子，使整體氣味持續性更好。

常見擴香工具 3：煙霧擴散型的水氧機與擴香儀

另外一種幫助精油跑得更遠的方式，就是噴灑擴散，目前市面上有兩大類產品：水氧機與擴香儀。

水氧機運作時煙霧繚繞的視覺效果很容易吸引消費者的目光，光看著煙霧噴出來就有種療癒的感受，也強化了「有香氣被噴出來」的心理效果。不過就如前面提到，精油遇到水會產生一些水解變質的情況，而水氧機把精油跟水一起打成煙霧有乳化作用，更容易造成氣味上的變化。尤其像是柑橘類的精油，遇到水可能會出現像是果實發霉的味道。

註 | 7 關於調和精油氣味的介紹，請參考 p.48

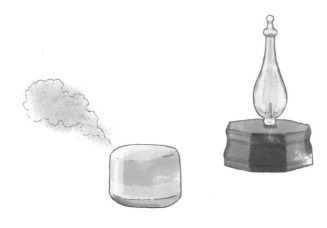

不過，台灣地區氣候大多潮濕，許多日子連開除濕機都來不
及了，再造成空氣中濕度增加，對於呼吸道本身較弱的人可
能會有不好的影響，需要注意。但也因此，水氧機特別適合
像是醫院、診所、辦公大樓等有中央空調長年運作的地方，
因為空調會降低空氣濕度，當太乾時，不僅是呼吸道，連眼
睛都會有乾澀的感覺，這時由於水氧機能增加空氣濕潤度，
有助於提升呼吸道、眼睛、肌膚的舒適度。

儘管有些廠商提到自己的馬達非常厲害，可以將水氣震盪到
非常細小的狀態，鏡片放在水霧上也不會有水珠出現，藉以
說明水氧機對於空氣潮濕度影響不大。那麼，噴出去的水去
哪裡了呢？在大多數情況下，100 毫升的水 2 ～ 4 小時內分次
噴出，對於空氣的濕潤度可能不會有明顯的影響，但也無法
說「完全沒有影響」。每個人對於空間潮濕度的感受不同，
這點可能是居住在台灣地區的使用者要比較留意觀察的。

有人說擴香儀是目前擴香效果最好的擴香工具，我想這個「最
好」可能是基於兩個標準：「跟直接聞精油瓶的味道差異多
寡」，以及「香氣擴散空間大小」。擴香儀是利用白努利定
律[8]，利用氣壓變化，直接讓精油通過細小管孔變成煙霧狀噴
出，讓空氣中快速有大量的芳香分子，擴香範圍大，而且不
會造成氣味上的改變。

不過，各種款式設計不同，馬達噴出氣流時的聲音大小也不
一。以本頁右圖的擴香儀為例，最小的氣流速度運作下大概

是 6 分貝的聲音；但另一種又稱摩卡香氛機的款式，運作聲音就比較大。

由於擴香儀需要有馬達震動造成氣壓變化讓精油噴出，勢必會有馬達震動時發出的聲音，容易受到運作聲音影響的使用者，可以善用定時功能，在睡前先擴香，就寢時關閉，空間依然能有濃郁的香味。我也不建議在睡覺時使用擴香儀這一類的擴香工具，因為它的擴香效果太好，對於正在休息的身體反而會有嗅覺上的壓迫，可能使人被「香醒」。

大多人對於擴香儀的清潔，好像常有「好麻煩」的印象，其實擴香儀只需要大概 4～6 個月用酒精保養一次即可，操作也很簡單，倒入 2 次酒精至瓶身裡再倒掉就好了。摩卡機這類機器則幾乎不用清潔，但要注意機身不可倒置，以免精油直接透過管孔流出。

每種擴香工具都有其特色，主要看使用者的用途來挑選，若是今天希望客廳滿室生香卻用精油搭配擴香竹，可能就不是那麼適合；若只想在洗手間增添香氣並用擺飾裝點生活情趣，那麼不同造形的擴香竹就會是不錯的選擇；希望追求細緻的擴香效果，卻買到需要加水使用的擴香工具，那麼使用之後可能會大失所望。

了解每種擴香工具的特質，並依自己的需求來挑選，就能找到最佳的香氣良伴。

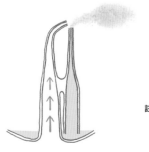

註｜8 速度較快的氣流，壓力較小。以左頁右圖擴香儀為例，彎管噴出速度較快的氣流通過直管，讓直管上方的氣壓比較小，瓶身其他部分的氣壓較大，所以會推擠精油通過細小管孔，變成煙霧狀噴出來。

擴香工具比較表

	自然揮發	擴香石	擴香儀	水氧機
應用範圍	1 坪左右的空間	4 坪左右的空間	10 ～ 12 坪	5 ～ 6 坪
使用精油量	5 毫升精油加上 5 毫升酒精，約使用一週（依空氣潮濕度、空間大小與香氣配方而有出入）	一次約 5 ～ 10 滴，依個人喜愛氣味濃淡可酌量增減使用	10 ～ 15 滴供最小氣流下約 2 個小時的運轉	100 毫升的水杯加入 3、4 滴，或者至少 50 毫升的純露
特色	造形多變	操作簡單	擴香效果好	視覺效果好
考量點	擴香效率較差，精油用量相對較多	氣味可能有變化	產品單價較高	氣味變化、增加濕度
香氣描寫	色鉛筆素描	印象派油畫	高解析度寫真	水彩畫

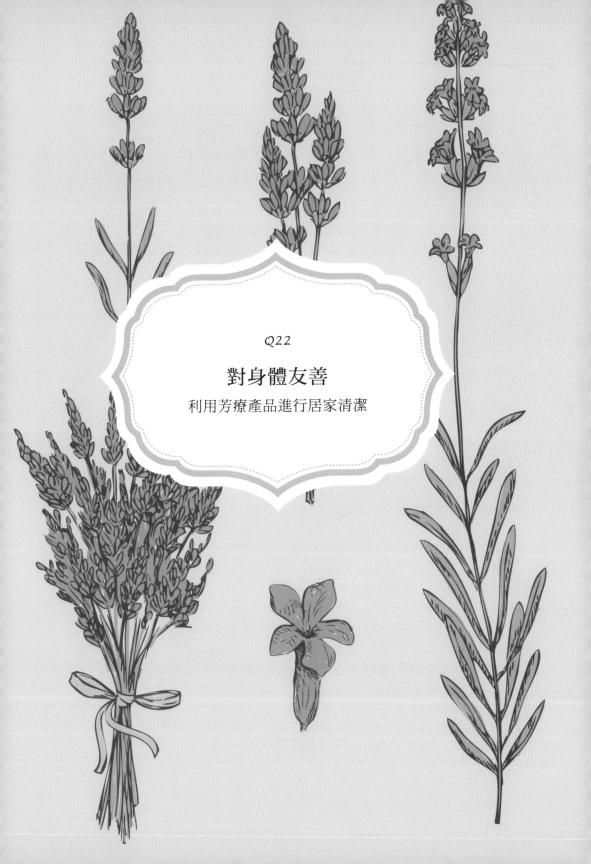

Q22

對身體友善

利用芳療產品進行居家清潔

市面上販賣的清潔劑都會添加一些氣味，好讓產品使用起來
味道不會那麼刺鼻難聞，但相信現在大家已經知道，大部分
產品的香氣來源，其實是人工合成香精。

如果接觸芳療一段時間，也許對於香味會更加敏感，其實不
用和這些氣味妥協。我們可以嘗試將清潔用品慢慢更換成自
製的清潔用品；還可以自行選配喜歡的香氣，用最自然的方
式維持環境清潔，對地球友善，也對自己的身體友善。

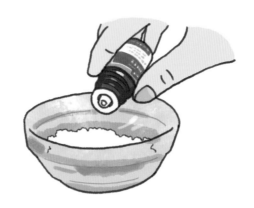

用檸檬酸與小蘇打，溫和打掃居家

一般居家打掃大概可以分成兩個部分：水跟油。水垢（流理
台的水垢、熱水瓶、洗衣槽、浴室玻璃等）部分，使用酸性
的檸檬酸可以處理乾淨；油垢（廚房中比較久才會清理一次
的油網、衣服上混合汗漬與皮脂的發黃部位）部分，則可使
用鹼性的小蘇打粉。

如果要處理發霉的情況，像是浴室磁磚縫中的黴垢，使用小蘇打粉來刷洗效果非常好。在這些粉末之中可以適量加入精油，一方面加強殺菌效果，另一方面也可以享受精油香氣。

把檸檬酸和小蘇打粉混合在一起，加上水分，因為酸鹼中和，就會出現泡沫還有一些熱度，像沐浴球就是利用這原理製作出來的。將小蘇打粉、澱粉（通常可用玉米粉）、檸檬酸以2：1：1的比例混合在一起，過篩，把喜歡的精油加入植物油中，再適量加入粉末裡攪拌均勻，增加粉末的聚合性。最後，灑入一些水，將粉末抓至模具中壓緊成形，要加入多少水，需視氣候潮濕程度還有粉末的狀態，只能夠靠經驗慢慢來。

如果常使用按摩油的朋友，可能會對寢具、家居服、睡衣出現的油耗味感到困擾。遇到這種情況，除了將按摩油的基底油改為比較穩定的荷荷芭油、甜杏仁油、橄欖油等，在清潔衣物時，可以先用小蘇打粉加水泡一整天，之後再用一般的清潔用品洗淨；如果還是不行，那麼可能就要祭出洗碗精等專門清洗油汙的洗劑，做成泡泡水，一樣浸泡一整天，然後再做一般的清潔程序。

在洗衣服的時候，可以將純露加入洗衣水中，或是將精油加入洗衣粉或者洗衣精中，增加消毒殺菌的作用。也有實驗發現，塵蟎對於澳洲尤加利的氣味比較排斥，因此如果有塵蟎困擾，可以考慮把它列入居家清潔必備的精油之一。

其他像是薰衣草、檸檬、大西洋雪松、迷迭香、玫瑰草都是很不錯的選擇。清潔的精油用量較大，氣味最後呈現出來也比較淡，如果之前不小心買到味道很不喜歡的精油，把它拿來在清潔時使用，是一箭雙鵰的做法喔！

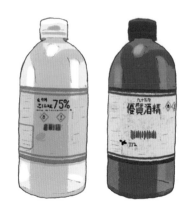

酒精的妙用

另外一個很好用的清潔用品就是酒精了,具高揮發性,可以把一些髒汙快速帶走,而且像是 75% 的藥用酒精,能夠進入到細菌細胞內側,破壞細胞核,真正達到殺菌的作用;95% 的酒精因為乾燥效果太強,所以反而是瞬間讓細菌的細胞膜收乾,並不會真的殺死細菌,等到濕度恢復正常,細菌又起死回生了。

因此,我們可以依需求來挑選使用的酒精濃度,如果想要達到消毒殺菌的作用,75% 是比較適合的選項;但若希望加速水分揮發,95% 的濃度就比較適合。

所以,如果要清潔擴香儀的玻璃瓶、按摩油瓶重複填充時的清潔,用 95% 的酒精會比較好(不是要消毒殺菌,而是利用高揮發的特性);但若要當乾洗手用,或者現在許多店家都會提供馬桶坐墊清潔劑,這時候就用 75% 的酒精比較適合,在這用途下,如果能加入一些精油,除了提升消毒殺菌的作用,還可以增加氣味,一舉兩得。

這樣的酒精噴霧中,精油濃度不用太高,因為酒精本身揮發性很好,可以幫助氣味擴散,通常 50 毫升的酒精我大概加

20 滴的精油（也就是大概 2% 的濃度）就已經很足夠。當然，如果希望氣味再濃一點，可再添加。畢竟覺得少要再加比較容易，而加太多要調淡比較麻煩。

這種噴霧的應用很廣，若把一些蚊蟲比較怕的精油加入酒精之中，就成為驅蚊噴霧了。最出名的大概就是檸檬尤加利跟檸檬香茅，它們的香茅醛比例高（比香茅本尊還要高），驅蚊效果突出，許多市售的驅蚊液中都可以看到它們的蹤影，但味道也比較重。

為了不讓自己成為一棵驅蚊樹，基於氣味考量，通常我會再加入穗花薰衣草（還記得它的樟腦成分比較多嗎？）玫瑰天竺葵（在花市中常看到的防蚊樹其實就是它親戚）、迷迭香、胡椒薄荷、綠花白千層等，讓香氣比較有層次一些，要不然使用起來還沒驅蚊，就先把自己給薰暈了。

這種防蚊噴霧通常並不是直接噴在肌膚上，而是身體外側或空間中。但如果對於酒精有顧慮，也可以考慮一半水（或者純露更好，又有植物香氣）、一半酒精的比例。只是因為精油並不溶於水，因此這樣做出來的溶液會有混濁甚至分層的情況，使用前建議先搖晃均勻。

精油加酒精也是很好的淨化噴霧。當你搬入一個新空間，或有任何覺得需要淨化的時候，用噴霧噴灑空間，並給予一些時間轉化空間的氣味、能量狀態，會有煥然一新的感覺。

針對氣味問題，可以考慮檸檬、甜橙、茶樹、澳洲尤加利、薰衣草、胡椒薄荷；關於無形的層次，淨化效果最強的，個人首推高地杜松，加上扎根能力強的岩蘭草，淨化的同時也讓能量場更穩固、不易受到影響；而真正薰衣草在這一塊也有很好的幫助，另外像是艾草、鼠尾草、雪松等都是不錯的選擇。

個人清潔的芳療好夥伴——
手工皂

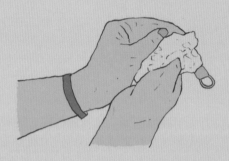

前面提到的是居家環境清潔，關於個人清潔我會建議使用手工皂。

手工皂的製作原理很單純，油脂加上鹼性物質產生化學反應，變成
具清潔力的皂鹼，以及有滋潤保濕效果的甘油。品質良好的手工皂
使用富含營養的植物油，在低溫下製作而成，除了皂鹼跟甘油以
外，重要的是它保留了眾多植物油中非皂化的營養成分（也就是脂
肪酸以外的那些脂肪伴隨物質），讓我們洗淨身體的同時，能緩和
皂鹼可能帶來的刺激。

皂鹼並不可怕，我們的肌膚在正常狀態下是弱酸性的，使用弱鹼性
的清潔用品反而是讓整個清潔過程在中性狀態下完成。這樣純粹的
清潔用品，讓清潔回到清潔本身，而不會造成肌膚過多的負擔。

一般市面上販售的香皂，在工廠生產過程中是用高溫及高鹼製成，
高溫過程已會讓植物油變質，甚或使用的植物油原料本身就沒有什

麼營養成分，還會把皂化過程中自然產出的甘油抽出來另外使用（例如提供給工廠製作保養品等）。肥皂失去了原本會有的甘油，又幾乎沒有非皂化物質，長期使用下來，若沒有注意肌膚保養，皮膚很容易出現各種情況。

至於像是沐浴乳，界面活性劑的種類有很多種，有些可能對皮膚有比較高的刺激性，有一些界面活性劑太活躍，泡泡難消除，出了下水道之後，在河川可能會造成優養化的問題。

或者為了達到洗澡時的潤滑感，沐浴乳中會再添加一些矽靈類的成分，填補肌膚最外層的角質空隙，讓使用者洗完澡後有皮膚變好的感覺。

另外還有一種弱酸性的界面活性劑，主打跟肌膚酸鹼度接近、不易造成刺激，但由於清潔力溫和，又可能導致清潔不周，反而讓皮膚的狀況越來越差。

雖然清潔肌膚的時間只有短短幾分鐘，但有許多人的皮膚問題，僅僅是因為用錯清潔用品，長期下來每天一點點刺激而造成的。改用手工皂之後肌膚變穩定是有可能的，但不代表它是一種保養品，因為手工皂並不會透過皮膚細胞間隙滲透到肌膚中。

現在有越來越多手工皂供應商，訴求也越來越多元，在挑選手工皂時要特別留意使用的原料、製作過程、商品訴求是否合理。由於不是保養品，因此如果說可以讓肌膚白皙，那是不太合理的；但如果是因為配方設計讓清潔力較強一些，所以能緩和肌膚出油，甚或滅痘，這個是有可能的。當然，皂中添加的氣味如果是精油而非香精，在清潔過程中因為香氣也有情緒調理的幫助。

不管是以油卸妝、洗油澡或洗油頭，使用手工皂清潔，會讓皮膚恢復到當下最好的狀態，這就歸功於手工皂本身平衡的特性：皂鹼＋甘油＋珍貴的脂肪伴隨物質。

不過，我常會遇到有人反映手工皂清潔不夠力，一來可能是挑選的皂原本就比較溫和，但大多情況是因為洗完油澡、油頭後，清潔的次數還是跟平常洗澡、洗頭一樣。由於這時皮膚表層上其實比平常多出了很多油脂，因此清潔次數大概要多 2 ～ 3 次，以皮膚感受到的乾淨程度為主。

如果洗完油澡、油頭，用慣常的清潔用品清潔還是一次就乾淨，那麼可以再確認一下產品的成分，是否有使用較刺激的界面活性劑，連大量的油脂都可以一次帶走，這在平日清潔時對於肌膚就會造成很大的負面影響。

如果發現常用的洗髮用品從頭洗到尾，頭髮都超滑順，那麼裡面可能添加了矽靈的成分，毛鱗片在洗頭過程中沒有機會完全打開被洗淨，等於是做白工。這種洗髮用品在洗油頭後洗頭，很難將油脂清潔乾淨，但可能還是有滑順的錯覺，只是油脂被矽靈包覆在髮絲外面了。

使用手工皂洗頭，在第一次沖濕後可能很難使整顆頭起很多泡沫，沒有關係，確認每一個區塊都有搓揉到後就可以先沖掉，再洗第二次，這時泡泡應該就會更多一些。通常，我洗到第三次才會有完全洗乾淨的感覺。不過也要考慮個人挑選的手工皂清潔力、起泡力，還有水質的影響。

手工皂是由植物油製成，若是清潔的水中礦物質含量較多（也就是俗稱的硬水），在洗頭時可能會有越洗越乾澀的感覺。這是因為用手工皂洗頭時，頭髮的毛鱗片會因為濕潤及鹼性環境而完全打開，讓我們可以更全面的清潔頭髮，但手工皂的主體為脂肪酸鈉（脂肪酸跟氫氧化鈉反應而成的清潔成分），脂肪酸鈉跟硬水中有較多的鈣、鎂離子結合後會產生脂肪酸鈣、脂肪酸鎂，也就是我們講的皂垢，在沖洗時，容易卡在已經打開的毛鱗片中，造成毛鱗片閉合不規則，而有乾澀的感覺。

這種情況只要用「檸檬酸」就可以解決。首先，要確定已經將頭髮上的肥皂沖乾淨，通常我會在沒有泡泡的情況下再多沖 5～6 次，然後將溶解檸檬酸的水（比例大概是 1 公升的水加 1/2 茶匙的檸檬酸，其實我滿隨意，有酸就好）分區塊淋在頭髮上，確保髮絲都有被潤絲到，然後再用清水沖洗一下，就會發現頭髮呈現正常清潔後的乾澀度。只要吹乾，毛鱗片完全閉合，就會回到柔順的狀態囉！

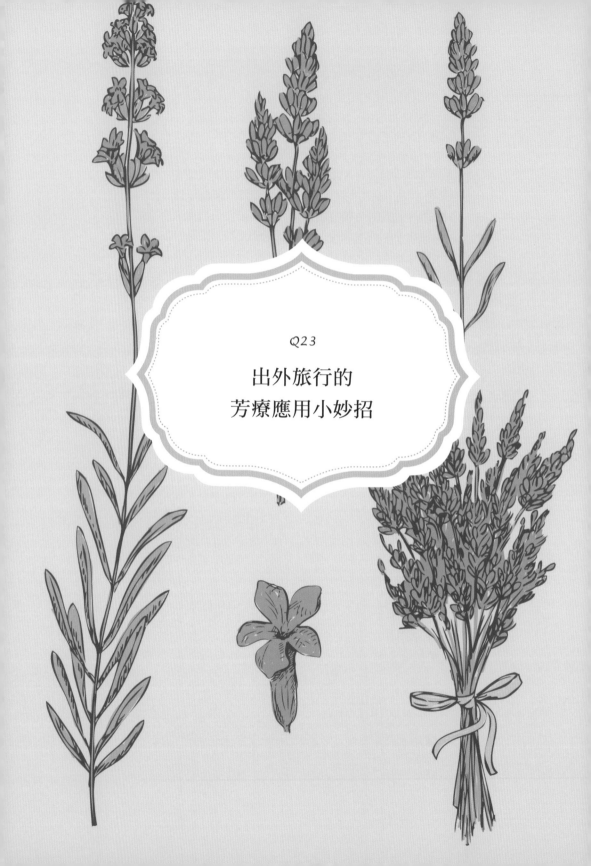

Q23

出外旅行的
芳療應用小妙招

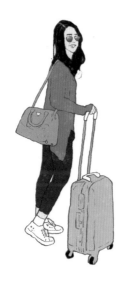

平常在家瓶瓶罐罐可以隨時取用很方便，可是如果要出去時，行李箱空間有限，要帶哪些東西一起出門就是一場天人交戰。首先還是要回到自己的需求，再以需求去挑選、調配應用度最高的產品。

假設預計是會有很多戶外活動的旅程，那麼防蚊蟲的、紓緩肌肉痠痛的東西一定要帶，這時候就可以挑選檸檬尤加利、檸檬香茅，這兩種植物剛好既能驅蚊蟲又能紓緩肌肉痠痛；如果會搭長途巴士，那麼依自己的情況，可能會需要準備緩解暈車的用品，以及幫助下半身循環的按摩油，解除久坐造成的腫脹感。

這些產品在搭乘長途飛機也適用，另外因為長期在密閉空間裡，如果會有很大的焦慮感，可以調配一些幫助自己呼吸更深沉的複方精油聞香，或用按摩油塗抹頸部，氣味最好不要挑太尖銳的（如迷迭香、尤加利、綠花白千層等），而要選摩洛哥藍艾菊、土木香、香桃木、歐洲冷杉、黑雲杉、乳香、沒藥等比較持平、沉穩的氣味。

值得注意的是，由於在機艙中，人與人的距離非常近，如果身邊的乘客對於氣味比較敏感，那麼我們個人的享受可能就會變成他人的痛苦，因此建議如果要用按摩油，可以到廁所

塗抹在平常衣物會遮蔽到的身體部位，避免氣味擴散影響到他人。

由於飛航安全規定超過 100 毫升的液體，不能夠以隨身行李的方式帶上飛機，因此，如果要帶比較大容量的產品，就一定要放在托運行李中。我通常會用塑膠袋先把瓶罐裝著，然後再用衣服包起來當作緩衝。

萬無一失的做法是：將瓶罐先用防水夾鏈袋裝著，接著把這一袋東西放到密封罐、密封盒裡面，用廢紙把罐盒的空間塞滿，然後再把罐盒用衣物包起來。記得，瓶蓋一定要轉緊！外面都包了那麼多層，如果因為瓶蓋沒轉緊，在不是正放的情況下原本都可能會漏出，十幾個小時下去也許整瓶都流掉了，就很可惜。但是也不要刻意找力氣大的人幫忙旋緊，免得到時候自己打不開。如果有力氣大的旅伴，那就沒有問題。

至於隨身行李的部分，100 毫升以下的液體要裝在容器中，並且全部放在一個透明夾鏈袋裡（不超過一公升），每一個人只能有一個這樣的袋子。由於旅途中遇到的海關並非每個人都認識芳香療法，所以如果被問到這些瓶瓶罐罐是什麼，我都是回答「按摩油」跟「化妝水」。

抵達目的地後的緩解芳療

抵達目的地之後，可能會有時差的問題，果實類還有根部類的精油，可以幫助我們調節時差造成的不舒服。果實生長過程會有很多陽光的能量，而根部類的精油也可以幫我們抓回黑夜的節奏。最棒的是，這兩者通常也都有幫助我們下半身循環的作用，所以非常符合「應用度高」的考量。

舟車勞頓後，該肚子餓了吧？在新環境也許吃食不見得那麼合自己口味，或者餐餐都大魚大肉，容易造成消化上的負擔。

可以用果實類與香料類的精油調成按摩油，塗抹肚子（果實類精油在旅遊時真的非常好用）。

再來就是住宿環境了，有一個放鬆舒適的睡眠環境有助於我們更快適應新環境。有時候預定的住宿跟想像中的可能落差有些大，或者，雖然東西都正常，但就是「感覺怪怪的」，這時候就可以用淨化噴霧噴灑空間，幫助空間恢復到比較合宜的狀態。

如果是住青年旅舍等上下鋪、半開放式的地方，那就把噴霧噴灑在自己身體外圍，保護自己。高地杜松＋岩蘭草的組合，可以說是不可或缺的配方，如果無法取得高地杜松，杜松枝或許可以考慮，杜松漿果則有點太溫和。岩蘭草突出的扎根能力可以幫助我們鞏固氣場、建立結界，也能協助已清理好的環境維持穩定。

除此之外，我可能還會加上薰衣草、乳香、月桂。薰衣草本身也有淨化的能力，而且，它除了比較無法提振精神以外，幾乎沒有不能處理的情況，其高應用度也是很值得攜帶的一款單方精油；乳香本身具有神聖性，氣味上輕盈細緻，也能夠安定心神、放鬆焦慮；月桂清新的氣味可以讓空間有為之一亮的感覺，為空間重新注入活力。

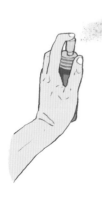

如果以 50 毫升的噴霧來說，一般可能加 5 滴就有足夠的氣味，但人面對未知的情境會下意識想準備比較多東西，所以我通常會加到 20 滴才罷手。以上述的精油製作噴霧來說，我大概會加 4 滴岩蘭草、3 滴乳香、8 滴高地杜松、2 滴月桂、5 滴薰衣草。

出門在外也還是要保養肌膚，不過保養品的內容記得依旅行地的氣候來調整。如果預計是去更熱的地方，純露可以加入一點控油的配方，基底油也再加入一些質地比較清爽的植物油；如果是比較冷的地區，那麼純露準備的量需要更多一點，基底油也可加入更為滋養的植物油，像是橄欖油、酪梨油、小麥胚芽油。

如果冬天要去緯度比較高的地方，像是北歐、俄羅斯等，那麼建議攜帶一罐純油膏塗抹在臉部，防止臉部肌膚凍傷，另一方面也有一點保暖的作用。油膏製作方面，可用雪亞脂（又名乳油木果脂）、可可脂等奶油或固體質地的植物脂肪，加上平常是液態狀的植物油（也被叫軟油）以1：3的比例混在一起，如果想要持久度再高一些，可以加入蜂蠟[1]。

蜂蠟、硬油、軟油的比例是1：1：4。硬油、蜂蠟需要先隔水加熱才能融化成液體，再把軟油倒進去一起攪拌，放涼後就會形成固態。如果材料中有乳油木果脂，在成品冷卻後可能會出現一點一點像魚卵的東西，那是沒有融合完全的乳油木果脂，可以正常使用，不用太擔心。

另外，有許多人反映帶純露、精油出國，或從國外帶回來時，氣味會變得很奇怪。這個具體可觀察到的變化，目前還沒有找到科學上的解釋，不過有使用者以很可愛的說法稱呼這樣的現象：它們「暈機了」。如果遇到這樣的狀況，可以嘗試用薰衣草、岩蘭草精油擺在旁邊幾天，幫助它們恢復穩定，假設手邊有一些礦石，也可以這樣擺放看看，通常大概一星期內氣味就會回穩，不用太擔心。

228

註 | 1 乳油木果脂與可可脂還有蜂蠟也有分成精煉與未精煉的，因為要用於護膚，所以建議挑選未精煉的產品，雖然氣味可能會重一些，但能幫助護膚的營養成分也比較多。

個人旅遊芳療包

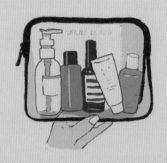

在空間與應用度兩方面考量下，如果是 2 星期內的旅行，我大概會帶一瓶100毫升的純露當化妝水，一瓶15毫升以下的按摩油瓶裝面油，兩瓶 50 毫升的按摩油瓶裝按摩油（一瓶按摩油取向會是比較提振的，應用在白天的情境，另外一瓶按摩油是比較幫助放鬆的，晚上睡前使用），一罐 50 毫升的噴霧瓶裝淨化噴霧，還有一罐薰衣草精油。

舉例來說，多年前夏天去加拿大旅遊時，我其中一罐按摩油裡面有葡萄柚、檸檬香茅、大西洋雪松、岩蘭草。這一罐既可以幫助調時差，又可以紓緩肌肉痠痛，還能加強下半身循環；如果真的出現消化不適的情況，因為有葡萄柚跟檸檬香茅，也可塗抹在腹部給予幫助。這一罐我在日本轉機時拿出來塗抹小腿，原本是因為腿水腫想幫助水分代謝，結果一上飛機竟然一路熟睡，靠意志力醒來用餐，然後繼續睡。結果到了加拿大後，雖然是 12 小時的時差，但我的精神狀態非常好，完全沒有時差的反應，這才見識到芳療的威力。

另外一罐按摩油則有薰衣草、天竺葵、苦橙葉、乳香，一方面可以助眠，另一方面如果有出現一些呼吸道的情況或是類感冒，薰衣

草、乳香可以抗發炎與消除黏液，薰衣草跟苦橙葉能抗痙攣，天竺葵也有殺菌的作用。如果現在讓我調整配方，可能還會加入側柏醇百里香，它有全面的殺菌效果，又不會太過提振，讓配方更加周全。

我個人非常建議出門在外一定要準備一瓶淨化噴霧，因為你永遠不會知道下一個住的地方狀況到底如何。我在魁北克的時候，住到一間狀況非常不好的 B＆B，一進到住宿的二樓感覺非常沉重，地上鋪的地毯用咖啡色的封箱膠帶將兩塊斷裂的地方黏在一起。進到房間之後氣味非常奇怪，讓我整個人有滿滿的不安全感。

那時剛接觸芳療，因為看到有人分享高地杜松＋岩蘭草的淨化噴霧配方，所以出國時也就一起帶著以備不時之需，結果還真的派上用場。我拿出噴霧在房間裡噴了兩圈，然後就出門看表演。大概過了三個小時後回到住宿的地方，二樓一樣沉重，但當我打開房門時，整個房間感覺像是不同的全新房間，非常驚人！

比較詭異的是，我在房間正中央吸頂燈的下方發現了一灘水，因為出門前沒有注意到那個區塊，不確定是原本就有，或者……我不想再繼續思考這個問題，總之，感謝淨化噴霧，讓我至少可以在那個房間熟睡一晚；而我原本預定要住兩晚的，隔天早上馬上取消第二天的住宿。從此之後，我只要在外面過夜，一定會帶一罐淨化噴霧在身邊。就算沒有淨化的需求，拿來清潔馬桶坐墊也是很好用的小幫手！

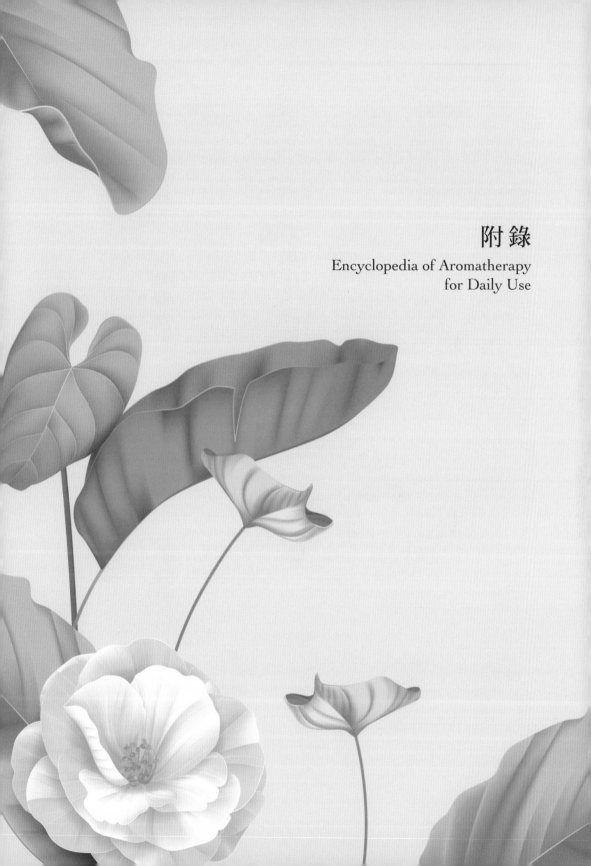

附錄

Encyclopedia of Aromatherapy
for Daily Use

附錄 1

常見精油簡介

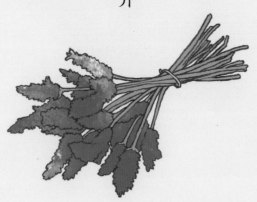

名稱	揮發速度	簡介

果實類

名稱	揮發速度	簡介
佛手柑 **（香櫞）** Bergamot *Citrus bergamia*	前調	輕盈優雅的氣味，讓人心神舒朗，也能助眠、幫助消化。使用在皮膚上可以幫助控制油脂分泌。但有「光敏性」，調成按摩油、保養品接觸肌膚時需注意使用劑量並在夜間使用，或者挑選處理過的「無光敏」佛手柑精油，就不用顧慮光敏性問題。薰香則沒有光敏性的影響。
檸檬 Lemon *Citrus x limon*	前調	清新爽朗的味道聞了使人眼睛一亮，能提升專注力、幫助消化，是辦公室生活的良伴。可加強肝臟代謝功能，排出身體廢物，因而有使肌膚透亮的作用。可調成按摩油塗抹在肝臟外側皮膚，熱敷十分鐘，加強吸收。有光敏性，塗抹肌膚需注意濃度並避開陽光照射。
萊姆 Lime *Citrus x aurantiifolia*	前調	跟檸檬類似的氣味，但多了一點細緻的花香調，一樣幫助消化、保持思緒清明，但多了一點沉穩。市場裡常見圓滾滾的「無籽檸檬」，往往指的是萊姆。
葡萄柚 Grapefruit *Citrus x paradisi*	前調	酸甜交錯的輕盈氣味，化解停滯卡關的低落心情，幫助消化、提升專注力，更在幫助體液流動代謝上有突出的表現，是雕塑身材曲線配方中常會出現的角色。另外也有幫助預防時差的作用，很適合搭乘長途飛機時調成按摩油塗抹下肢，預防腫脹感與時差。
祕魯聖木果 Palo Santo *Bursera graveolens*	中底調	南美洲重要的淨化植物，樹木在死亡後倒地，歷經 10 ～ 20 年的時間，芳香分子才會大量發展出來，吸引微生物分解木質，成為滋養土地的養分。隨著世界交通發達，文化交流繁盛，各地區對於祕魯聖木的需求增加，產量往往跟不上需求量，因而出現濫墾濫伐的情況。祕魯聖木果實也具有芳香分子，為清新的檸檬烯與幫助利水的水芹烯，且摘取並不影響樹木生長，是較有利於環境永續發展的替代選項。
甜橙 Sweet Orange *Citrus x sinensi*	前調	甜美飽滿的果香，聞了嘴角總會不自覺上揚。放下心中複雜的思慮，回到孩童天真開朗的心情，也可幫助消化。是一款氣味接受度很高的精油，很適合營業空間擴香。
柚子 Yuzu *Citrus maxima*	前調	中秋節熟悉的氣味，幫助消化、安定心神，是適合打造寧靜安適空間時使用的香氣。

名稱	揮發速度	簡介
藥草類		
快樂鼠尾草 Clary Sage *Salvia sclarea*	中調	有點像是濃郁的茶葉香。可以放鬆精神、優雅的失去一些控制。抗痙攣，又能幫助雌激素分泌，是月經失調造成經痛時，調按摩油的優先選擇。有類雌激素成分，有顧慮者請改用其他類似功能者，相關說明請參考 p.193
真正薰衣草 Lavender *Lavandula angustifolia*	中調	芳療中最廣泛使用的是真正薰衣草，能放鬆、助眠、幫助皮膚修護、抗菌等，功能多元，除了可能較無法提振精神以外，所有希望用精油給予支持的情況，真正薰衣草都派得上用場。如果剛接觸芳療但不知道要買什麼時，真正薰衣草是不可錯過的選擇。還有更多不同薰衣草的介紹，請參考 p.66
艾草 Mugwort *Artemisia herba-alba*	中調	和端午節看到的艾草並不相同，但也有淨化空間與能量的作用。滋補陰性能量，擅長處理經期久久不至的情況，以及提升思緒清明度。由於具神經毒性的酮類成分較高，因此在使用上以不超過 1% 濃度為佳。
玫瑰草 （馬丁香茅） Palmarosa *Cymbopogon martinii*	中調	草味，帶有一點點花香的感覺。因為含有「牻牛兒醇」這種玫瑰精油裡很突出的氣味來源，因而得名。可以幫助體液循環。用於肌膚可以收斂油脂分泌，也有不錯的殺菌作用。爽朗的氣味可讓人放下對於小細節的執著、對自己的挑剔。
甜馬鬱蘭 （馬喬蓮） Sweet Marjoram *Origanum majorana*	中調	輕柔的葉片味，帶有一點點甜味，像是長捲髮的溫柔大姐姐一樣。平衡自律神經、幫助睡眠的良伴。可擴張微血管，因而有解痛的作用。
香料類		
羅勒 Basil *Ocimum basilicum*	中調	義大利青醬的主原料之一，可幫助消化、解痛。感到精神狀態低落時，可為自己注入生命力，開創新篇章。不同羅勒的特性，請參考 p.62
月桂 Bay Laurel *Laurus nobilis*	前調	明亮輕盈的味道，提神醒腦，幫助串聯腦中分散的思路，蹦出新火花，是創意工作者不可錯過的一款精油。用於身體按摩可幫助淋巴循環，如果感覺有太多陳舊、難以揮別的身心靈廢物，可以讓月桂推你一把。

名稱	揮發速度	簡介

香料類

黑胡椒
Black Pepper
Piper nigrum

中調

迸裂出的香氣,反映心理方面可幫助我們跳出既有的框架,給予動力做出不同的嘗試。也能改善循環,幫助暖身、消化。較具肌膚刺激度,請在 1% 濃度以下稀釋使用。

豆蔻
Cardamom
Elettaria cardamomum

中調

重要的香料種子,幫助消化、暖身,同時有幫助放鬆的酯類成分,又有幫助呼吸道的氧化類成分(像尤加利的特性),很適合處理因為情緒無法放鬆的腸胃不好,以及因為腸胃機能下降或因受寒而出現的呼吸道症狀。

胡蘿蔔籽
Carrot Seed
Daucus carota

後調

強烈的胡蘿蔔味,但稀釋後可以品到一絲香甜。幫助肌膚恢復彈性、曬後修護,並能淡化斑點。種子類的精油幫助消化也能利尿,若是因水腫導致肌膚失去彈性,胡蘿蔔籽一兼兩顧。

芹菜籽
Celery Seed
Apium graveolens

中調

濃縮的芹菜味,成分中的呋喃內酯可以抑制黑色素形成,因此在淡斑方面有很突出的表現。種子類的精油幫助消化也能利尿,讓身體代謝效率增加。

錫蘭肉桂
Cinnamon
Cinnamomum zeylanicum

中調

蘋果派中的主要氣味來源,能夠幫助消化,並促進血液循環,提升體表溫度。殺菌效果也很突出,對於肌膚較易造成刺激,塗抹肌膚建議在 1% 濃度以下。溫暖的氣味為生命的寒冬帶來滋養。不同部位的肉桂精油差異,請參考 p.81

丁香花苞
Clove Bud
Eugenia caryophyllus

前調

醫科常用的消毒水氣味,辛辣中帶有一點甜味,可幫助消化、解痛。消毒殺菌強,也容易造成皮膚刺激,塗抹肌膚建議在 1% 濃度以下。較為鮮明的氣味幫助自己講出壓抑已久的真心話,用於調香上也可讓氣味更有層次。

薑
Ginger
Zingiber officinale

後調

和平常在料理中吃到的薑味可能有些不同,更溫和一些。調成按摩油塗抹肌膚,可幫助血液循環,能改善肌肉痠痛、關節炎的情況,當然也能幫助消化。如果容易手腳冰冷,除了塗抹在手腳之外,還可以加強在下腹部,幫助全身循環提升。較具肌膚刺激度,請在 1% 濃度以下稀釋使用。

名稱	揮發速度	簡介
香料類		
檸檬香茅 （檸檬草） Lemongrass *Cymbopogon citratus*	前調	泰式料理中常會出現的香料，可幫助消化、紓緩肌肉痠痛。氣味濃烈，也可加入酒精中當成空間噴霧驅除蚊蟲。
山雞椒 May Chang *Litsea cubeba*	前調	常見的名稱有「山胡椒」、「馬告」，是原住民常使用的香料。比黑胡椒又多了點接近檸檬的香氣，很適合拿來作為空間氣味清新噴霧，也可幫助提升專注力與消化。功能近似檸檬尤加利、檸檬香茅，調配痠痛按摩油可更換使用，帶來新意。在氣味搭配時，少量使用，當配角可幫助放鬆，拉高比例成為主角時，則是激勵提振。
薄荷 Mint *Mentha piperita* *Mentha spicata*	前中調	清涼的氣味讓人有茅塞頓開的感覺。幫助消化、提振精神，解痛、止癢。暈車時，與植物油稀釋後塗抹太陽穴或者腹部肌膚，能幫助紓緩噁心、想吐的不適感。突出的氣味也是蟑螂蟻鼠害怕的氣味，可加在小蘇打粉中放置在水管孔等出入處，利用氣味嚇阻。關於不同薄荷的介紹請參考 p.69
迷迭香 Rosemary *Rosmarinus officinalis*	前調	煎豬排時會用的香料，可以想見有幫助消化的功能，除此之外也能暢通呼吸道。葉片與莖幹像是神經突觸一樣，出名的特長在於幫助記憶，讓過去經歷過的事成為讓生命更為豐富的香料，為像是一灘死水的生活引入活泉，幫助增加行動力、紓緩肌肉痠痛。常見的迷迭香差異，請參考 p.60
甜茴香 Sweet Fennel *Foeniculum vulgare*	中調	近似八角的味道，可幫助消化、溫暖身體，還可平衡婦科相關內分泌，幫助乳汁分泌（可搭配依蘭、天竺葵，調成 3% 以下按摩油塗抹乳房，於哺乳前以羅馬洋甘菊純露擦拭）。提醒我們生命總能給予我們所需要的，只要開口表達，就能得到。含有較高醚類成分，神經系統影響程度高，建議使用 1% 以下的濃度。有類似雌激素成分，如有顧慮請改用其他類似功能的精油，相關說明請參考 p.193
百里香 （麝香草） Thyme *Thymus vulgaris*	中調	藥局的味道，能提升免疫力，消毒殺菌效果好。植物環境適應力強，因此衍生出各種特性的百里香，可參考 p.61-62 的介紹。提振精神，給予勇氣去嘗試心中想但一直不敢做的事。

名稱	揮發速度	簡介

根部類

| 岩蘭草
（香根草）
Vetiver
Vetiveria zizanoides | 後調 | 深沉的泥土味，也有人說像餅乾的味道。根部能往地下生長2公尺，用於肌膚保養可加強皮膚細胞抓水的能力，使肌膚緊緻有彈性。細密的根系也對應到腿部血管，在靜脈曲張的配方也常看到它。能幫助放鬆、入睡，尤其是睡不沉、容易醒的情況。特別能鞏固氣場，使自己內在較不易受到外在變動而有傾覆之感。 |

樹木類

黑雲杉 Black Spruce *Picea mariana*	中調	帶有一點甜味的木頭香，可以促進內分泌平衡、壓力大導致的亂經、亂爆痘。可以考慮把它加入按摩油中調理身體。木質類的香氣，有助於呼吸平順，睡前搭配真正薰衣草、羅文莎葉使用，感冒的時候也能好好睡。
大西洋雪松 Cedarwood *Cedrus atlantica*	後調	剛開瓶可能會覺得有些刺鼻，但會越放越甜的木質調氣味，開封一年後會出現比較宜人舒心的氣味。挺拔的樹形，幫助我們從情緒泥淖中抽離出來，回歸本心。常用於頭皮油脂分泌調理，可加1滴在洗髮精中搓泡後洗頭。也能幫助體液代謝及情緒放鬆，是常見的香氣底調選擇，也是男性香水常見的氣味。有類雌激素成分，有顧慮者請改用其他類似功能者，相關說明請參考 p.193
岩玫瑰 Cistus *Cistus ladaniferus*	後調	濃厚的樹脂味，有人說像是煙燻酸梅湯的氣味。擅長止血、抗病毒、緊緻肌膚。厚實的味道能增強安全感，受到驚嚇時安撫心神。
絲柏 Cypress *Cupressus sempervirens*	中調	梵谷畫中常出現的尖形樹即是絲柏。悠長纖細的樹木味。可幫助身體代謝水分，刺激雌激素分泌，又有收斂的作用，常用於處理經血過多的情況，也可用在肌膚控油。有類似雌激素成分，如有顧慮請改用其他類似功能的精油，相關說明請參考 p.193
檜木 Hinoki *Chamaecyparis obtusa*	中調	老家的原木家具氣味，具有強大的抗菌能力，木材能經歷百年不受蟲蛀，也能幫助我們穩定身心，不受外在壞因子影響。不管是微生物或者小人，用檜木等木質類精油能幫助我們走在正道，惡靈自然退散。
杜松 Juniper *Juniperus communis*	中調	清冽的樹木味，能提升水分代謝，以及紓緩呼吸道不適的情況。淨化空間與氣味也有不錯的作用。萃取部位不同會產生的差異，請參考 p.79

名稱	揮發速度	簡介
樹木類		
花梨木 （玫瑰木） Rosewood *Aniba parviflora*	中調	淡雅的木質調帶有一絲花香，氣味搭配度很高的一款精油。像是知心好友聆聽自己訴苦，輕輕拍著你的肩膀，可以紓緩情緒緊繃，因而放鬆助眠。用於肌膚可平衡油脂分泌。
檀香 Sandalwood *Santalum austrocaledonicum*	後調	悠長深沉的木質香，讓人忘了呼吸以外還有什麼重要的事，具有良好的放鬆效果。使用在肌膚上可增加皮膚細胞保水的能力，也有抗菌消炎的作用。氣味非常深厚，可能到了隔天還可以聞到氣味。
葉片類		
尤加利 Eucalyptus *Eucalyptus globulus* *Eucalyptus radiata*	前調	辛香但又帶有一點甜味，感冒初期幫助抵抗病毒細菌的好幫手。也有許多研究指出可幫助消除塵蟎。較為銳利的氣味幫助我們看見對自己還有事物的成見，並因此發現過去視而不見的資源；就像暢通呼吸道後，發現原來有這麼多的空氣可以吸入肺中。
天竺葵 Geranium *Pelargonium x asperum*	中調	雖然是從葉片蒸餾出的精油，但有近似花香的氣味。這樣的雙重性表現出天竺葵的平衡性：平衡油脂分泌，但也不會讓肌膚乾燥。平衡婦科相關內分泌，但並不是增加某一個特定激素。同樣，也可以平衡我們的精神狀態，過累時直接讓人腦袋關機睡覺，只是一時恍神則反而有提振的作用。不同天竺葵的差異請參考 p.74
香桃木 Myrtle *Myrtus communis*	中調	如同修剪完樹木產生的葉片味，有些清涼感。抗菌，幫助呼吸道順暢。神話中美神維納斯頭上戴的桂冠，就是由香桃木編織而成，也有養顏回春的作用。不同香桃木的差異請參考 p.84
綠花白千層 Niaouli *Melaleuca viridiflora*	前調	樹皮一層一層翻開，花朵像是試管刷一樣炸開的植物。氣味尖細，暢通阻塞的呼吸道，也有收乾的作用，有助於修護脫皮情況。適用於人生階段的轉換，幫助自己蛻下舊有的樣貌。有類雌激素成分，有顧慮者請改用其他類似功能者，相關說明請參考 p.193
廣藿香 Patchouly *Pogostemon cablin*	後調	像是下雨過後森林中的泥土味，或者圖書館中久置無人翻閱的書頁味。讓人回到身體、物質世界的氣味，有人因此容易放鬆入睡，有人因此精神抖擻準備奮鬥。在中藥裡也是重要的藥材之一，可幫助身體排濕解熱，也可幫助消化、擴張微血管。有類雌激素成分，有顧慮者請改用其他類似功能者，相關說明請參考 p.193

名稱	揮發速度	簡介

葉片類

名稱	揮發速度	簡介
羅文莎葉 Ravintsara *Cinnamomum camphora* *ct. cineole*	中調	溫和的樹葉清香，適用於嬰幼兒照護。對於呼吸道有很好的幫助，但又不會過於提振精神，是感冒呼吸不順時，睡前用油的好選擇。
苦橙葉 Petitgrain *Citrus aurantium*	中調	青草香尾端略帶有一絲苦味，陪伴自己沉澱在心底難以訴說的私密憂苦，有幫助放鬆、入睡的作用。使用在肌膚上可收斂油脂分泌。心理與生理的特質適用於調理青春期的痘痘肌。
茶樹 Teatree *Melaleuca alternifolia*	前調	銳利清新的葉片味，可提振精神。常見的殺菌精油，能提升免疫力，解除初期的感冒狀況。居家清潔的好幫手，可加入洗衣粉、酒精、拖地水。用於皮膚上能減少油脂分泌，紓緩因病菌引起的發炎。痘痘肌、香港腳常用的平價精油，稀釋到適當濃度後再塗抹患處。
冬青白珠樹 Wintergreen *Gaultheria fragrantissima*	前調	含有大量的水楊酸甲酯成分正是各種痠痛貼布的氣味主要來源，可以想見冬青白珠樹對於紓緩肌肉痠痛及關節發炎狀況有很好的幫助。塗抹在肌膚上會帶來清涼感，並輕微溶解角質，如果有角質增生的情況，可稀釋至 2% 左右塗抹，幫助角質代謝。

花朵類

名稱	揮發速度	簡介
德國洋甘菊 German Chamomlie *Matricaria recutita*	中調	有點苦澀但又有一些清涼的葉片味。因有母菊天藍烴這種化學分子，所以精油呈現深藍色，氧化後變成綠或褐色。也因為這種化學分子，德國洋甘菊能阻斷過敏發炎的訊號，減輕過敏反應，是過敏發作時紓緩不適的絕佳選擇。
永久花 Immortelle / Everlasting *Helichrysum italicum*	後調	類似桂圓的味道，煙燻味。因在摘採後仍保持綻放狀態而得名。強韌的生命力，歷盡滄桑但還是以美的姿態面對世界。放下不再需要的也許很痛，但因此才能展現出潛伏在表面下的新樣貌。化瘀效果的第一把交椅，還能幫助淨化斑點、緊緻肌膚。
茉莉 Jamine *Jasminum grandiflora* *Jasminum sambac*	後調	細緻的幽香，像是安靜在圖書館讀書的少女一般。精質易受溫度破壞，因此少有蒸餾精油，多是化學溶劑萃取而成的原精。擴香可幫助自己拓展溫柔的力量，看到自己的美好。提升生殖系統機能，並有助產的作用。有類雌激素成分，有顧慮者請改用其他類似功能者，相關說明請參考 p.193

名稱	揮發速度	簡介
花朵類		
橙花 Neroli *Citrus aurantium*	中調	略帶酸味的清新花香，可以紓緩焦慮、平衡自律神經，適合因壓力過大、神經緊繃而失眠或消化不良的情況。使用在肌膚上可幫助控油，就其白花的意象，可幫助皮膚白皙。
羅馬洋甘菊 Roman Chamomlie *Chamaemelum nobile*	中調	稀釋到 1% 濃度左右可聞到近似蘋果或蜂蜜的甜味，但直接聞則較難體驗到這種氣味層次。氣味上很受小朋友喜愛，溫和的作用也適用於嬰幼兒照護。可調理神經與皮膚系統，減輕過敏反應，是過敏體質日常照護的優先選擇。
玫瑰 Rose *Rosa alba* *Rosa damascena*	後調	濃郁豐厚的花朵香，光是聞到氣味就讓人心花怒放。提升自信，敞開心胸表現自己與接受他人的注意。用於護膚表現甚為突出，與檀香搭配為經典的美顏配方。幫助氣血循環，使人容光煥發。可平衡婦科相關內分泌，加強生殖系統，並有極好的抗菌能力。
依蘭 Ylang Ylang *Cananga odorata*	後調	濃豔的香氣，有些人會想到明星花露水，也的確是香水工業重要的香氣來源。提升自己展露魅力的一面，也可以保健婦科系統。幫助情緒放鬆，也能紓緩疼痛，是月經不適很重要的一款精油。不同依蘭產品的差異請參考 p.80，有類雌激素成分，有顧慮者請改用其他類似功能者，相關說明請參考 p.193
樹脂類		
安息香 Benzoin *Styrax tonkinensis*	後調	感冒糖漿或香草冰淇淋的味道，依每個人不一樣的生命經驗，會聞到不同的氣味。可消除黏液，幫助心情愉悅、放鬆，是多數小朋友很喜愛的氣味。和甜橙、肉桂調香會是飽滿、有層次的甜味饗宴。
乳香 Frankincense *Boswellia carterii*	中後調	有一點檸檬香的樹脂味，修護皮膚、幫助傷口癒合、抗發炎效果好，還能緊緻肌膚，讓呼吸深長，睡前使用可幫助放鬆，也能維持呼吸道舒暢。可幫助安定心神，超越肉體感官，進入宏大的精神世界。
沒藥 Myrrh *Commiphora myrrha*	後調	覺得沒有聞到味道的時候，突然冒出一點點中藥鋪的氣味。提醒自己慢下來，培養耐心。抗菌、抗發炎，緊緻肌膚，幫助傷口癒合。

附錄 2

常見純露簡介

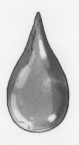

「純露」是以水蒸餾植物芳香部位，水蒸氣冷卻後得到含有植物水溶性芳香分子的水溶液，另外會有一部分不溶於水的液體則被稱為「精油」。同一種植物的精油與純露作用方向相同，只是因為物質特性不同、質地不同，因而用法不同。

純露含有微量的芳香分子，對於身體作用溫和。品質良好、以符合食品規格生產的純露常被用於口服保健，作為身體系統的支持。處理特定情況時，一天建議使用 20 ～ 30 毫升，飲用時可依個人喜好的口味濃淡加入水中，較能享受到植物芳香的層次，直接飲用則略顯酸澀。

由於不像精油是高濃縮的芳香分子，就安全性來說，純露並無濃度上的考量，溫和的性質讓嬰幼兒與體弱長輩也可安心使用。可直接使用於肌膚，取代化妝水噴灑肌膚、濕敷加強、作為乳液成分等，每種純露有不同方向的護膚作用，以個人膚質需求挑選。

* 具有美白屬性的植物

———— 乾性肌｜補水 ————

天竺葵 Geranium
Pelargonium x asperum

使肌膚細緻，平衡過度的油脂分泌，並加強皮膚細胞保水的能力。因為情緒失衡出現的皮膚狀況，天竺葵也有修護的作用。口服能平衡婦科相關內分泌，紓緩經前症候群。

茉莉 * Jamine
Jasminum grandiflora / Jasminum sambac

增加皮膚細胞含水度，提升肌膚白皙明亮感。口服能平衡婦科相關內分泌，加強生殖機能。易受到環境中微生物影響品質，建議分裝使用，原裝瓶放冰箱冷藏，較能維持品質穩定。

香蜂草 Melissa
Melissa officinalis

清新爽朗的青草味又帶有一點蜂蜜般的香味，像是微糖青草茶，是一款氣味接受度高的純露。幫助消化、解熱、紓緩焦慮。外用在肌膚可以鎮定紅腫、紓緩濕疹等過敏反應。也是孕婦及嬰幼兒可以安心使用的純露。

玫瑰 * Rose
Rosa damascena / Rosa alba / Rosa centifolia

外用可提升皮膚細胞含水度，達到明晰透亮的效果，補水首選。可幫助氣血循環，使皮膚白裡透紅，是想達到美麗膚質不可錯過的選擇。內服能平衡婦科相關內分泌，穩定月經週期。更多玫瑰純露介紹，請參考 p.92

———— 油性肌｜控油 ————

月桂 Bay Laurel
Laurus nobilis

爽口中帶有一絲辛辣的葉片香，能夠幫助思慮清晰，提升淋巴循環，加強代謝。外用於肌膚可輕微控油。

絲柏 Cypress
Cupressus sempervirens

強化呼吸系統機能，幫助排痰或者身體水分代謝。能影響婦科相關內分泌，並有收束的特性，可能會減少經血量，若有經血過多的困擾，可考慮口服使用。外用則是輕微控油。（有類雌激素成分，有顧慮者請改用其他類似功能者）

藍膠尤加利 Eucalyptus
Eucalyptus globulus

清甜的葉片香，有點像在喝熱帶水果茶。消毒殺菌，在感冒初期口服使用，可幫助消除不適症狀。強力化痰，若使用後出現喉嚨乾燥情況，請減量或停用。

金縷梅 Hamamelis
Hamamelis virginiana

有點茶葉的香氣，收斂控油，鎮定皮膚。是擠完痘痘、粉刺後常用的收斂水。抗氧化能力強大，成熟肌如果想使用，記得搭配較補水的純露，與質地較滋養的植物油，避免強力控油效果帶來的乾燥感。屬於比較容易受到環境中微生物影響品質的純露，建議分裝使用，原裝瓶放冰箱冷藏，較能維持品質穩定。

杜松 Juniper
Juniperus communis

幫助呼吸系統，加強身體水分代謝。噴灑於空間可以淨化氣味還有能量場。用於肌膚，幫助減少油脂分泌。

檸檬馬鞭草 Lemon Verbena
Lippia citriodora

像是仙草蜜一樣的味道。提升消化機能、解熱，也能平衡自律神經。外用在肌膚上可以鎮定肌膚，可當鬚後水使用。輕微幫助油脂分泌收斂。

橙花 * Neroli
Citrus aurantium

控油，使肌膚白皙。可平衡自律神經，針對因情緒緊繃而有的睡眠障礙及消化問題很有幫助。與檸檬汁或蜂蜜調成飲品能增添細緻的風味。孕婦可用來紓緩害喜的不適或水腫情況，也適合給嬰幼兒使用。容易受到環境中微生物影響品質，建議分裝使用，原裝瓶放冰箱冷藏，較能維持品質穩定。

薄荷 Mint
Mentha piperita / Mentha spicata

帶有一些涼感，可以止癢、鎮定皮膚，並輕微控油。口服有助於消化、解熱，腸道排毒，並能提振精神，是夏日午後辦公室很適合的一款純露。如果口氣不佳，使用薄荷純露漱口也可快速更新口腔氣味。胡椒薄荷純露涼感較明顯，綠薄荷純露則較甜一些。

香桃木 Myrtle
Myrtus communi

提升呼吸系統機能，可紓緩因感冒或長期抽菸而有的咳嗽。頻繁說話而過度使用喉嚨的情況也可以使用它來保健。用於肌膚可幫助控油。

迷迭香 * Rosemary
Rosmarinus officinalis

刺激皮膚細胞再生，消除疤痕，淡化斑點，並有減少油脂分泌的作用。傳說中能回春的匈牙利皇后水即有迷迭香的成分在其中。口服能幫助消化、提升注意力、加強呼吸系統機能的作用。

鼠尾草 Sage
Salvia officinalis

西方常用的淨化植物，平衡婦科相關內分泌，消除慢性疲勞。外用可輕微控油、淨化毛孔。

茶樹 Teatree
Melaleuca alternifolia

油性肌、痘痘肌最常聽到的芳香植物，茶樹純露作為化妝水使用可幫助控油、淨化毛孔，也可以搭配其他具有同樣功能的植物純露一起使用，協同作用讓護膚效果更突出。提升免疫力，適合居家環境清潔時使用。也可拿來作為漱口水，處理口腔感染的情況。

百里香 Thyme
Thymus vulgaris

提升身體免疫力，在感冒初期口服使用可幫助消除不適症狀，也能幫助消化。外用於肌膚可減少油脂分泌。

西洋蓍草 Yarrow
Achillea millefolium

幫助消化，消除脹氣，淨化身心，處理貓狗的皮膚發炎情況很有幫助。屬於比較容易受到環境中微生物影響品質的純露，建議分裝使用，原裝瓶放冰箱冷藏，較能維持品質穩定。

敏弱肌 | 修護

洋甘菊 Chamomlie
Matricaria recutita / Chamemelum nobile

抗過敏的首選，雖然氣味較重，但因為功效強大，依然是許多芳療使用者愛好的產品。眼睛痠澀或疲勞也可拿來濕敷紓緩。開封後易受到環境中微生物影響品質，建議分裝使用，原裝瓶放冰箱冷藏，較能維持品質穩定。詳見 p.91

矢車菊 Corn Flower
Centaurea cyanus

氣味像是烤地瓜焦糖化的部分，也有人說像是苦巧克力。主要用於濕敷紓緩眼睛疲勞，外用消炎、修護敏感肌膚，補水提升肌膚嬌嫩度。屬於比較容易受到環境中微生物影響品質的純露，建議分裝使用，原裝瓶放冰箱冷藏，較能維持品質穩定。

薰衣草 Lavender
Lavandula angustifolia

氣味和精油不太一樣（原因請參考 p.25），但作用一樣全面。修護肌膚、鎮定、促進皮膚細胞再生，紓緩緊繃的情緒。除了不擅長提振精神、強力控油之外，所有希望用純露帶來的幫助，它都能接招。

菩提 Linden
Tilia x vulgaris

氣味近似奶茶，跟其他純露搭配飲用可享受細緻的口味變化。安定心神，睡前使用能幫助進入放鬆狀態。外用於肌膚可增加皮膚含水度。屬於容易受到環境中微生物影響品質的純露，建議分裝使用，原裝瓶放冰箱冷藏，較能維持品質穩定。

聖約翰草 * St. John Wort
Hypericum perforatum

氣味好比無糖的仙草茶。外用可幫助皮膚白皙，口服則使心情輕鬆（相關禁忌請參考 p.43）。屬於比較容易受到環境中微生物影響品質的純露，建議分裝使用，原裝瓶放冰箱冷藏，較能維持品質穩定。

成熟肌 | 緊緻

岩玫瑰 Cistus
Cistus ladaniferus

烏梅湯的氣味。抗皺，止血，性質溫和，各部位的小傷口都適用，居家必備純露。口服可抵抗腸病毒，或與永久花搭配口服調理子宮內膜異位。

乳香 Frankincense
Boswellia carterii

樹脂類的純露，幫助傷口修護、敏弱肌修護、提升肌膚健康度，不易受到外在環境變動刺激，也有緊緻肌膚的用處。口服可提升整體免疫力，加強循環，幫助呼吸道舒暢。

永久花 * Immortelle / Everlasting
Helichrysum italicum

淨化肌膚斑點，消除疤痕，抗皺，酒糟肌使用也有很好的紓緩效果。活血化瘀，濕敷可助消除瘀青，口服則幫助子宮內膜排出增加，經血量增加，或者釋放積累已久的心結，對於深沉的濃痰也有很好的化解作用，幫助痰液變稀薄，順利排出。常用於漱口，幫助活化牙齦。

常見植物油簡介

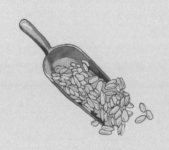

a. 植物油

植物油的質地潤滑，又都具有鎖水能力，一方面幫助肌膚留住水分，一方面可以幫助角質細胞排列規則，因此使肌膚柔軟光澤。另外，植物油富含身體健康運作所需要的脂肪酸及各種脂肪伴隨物質，如維他命、生育酚、卵磷脂等，也是肌膚保養必備的重要原料。

脂肪酸也是人體健康運作不可或缺的營養素之一，腦神經、視覺神經細胞需要脂肪酸來建構細胞膜，整個神經系統也需要脂肪酸幫助傳遞訊息。因此，攝取良好的脂肪酸對於腦部、視力及神經系統穩定是很重要的事。

現代飲食習慣多有高溫烹調，已破壞油脂營養成分的活性，造成身體並未獲得所需的脂肪酸營養，而可能產生各種亞健康甚至疾病的情況。國外多有書籍倡導每天口服 3 ～ 5 毫升有機冷壓初榨的植物油，以提升身體機能。

植物油最大的敵人是氧氣，脂肪酸氧化後會產生廚房中常見的油耗味，質地也像油垢一樣黏膩不好吸收，此時植物油已失去活性，不建議再用來護膚或口服，請交由環保局的資源回收車處理。

在保存植物油時把握「分裝原則」，將植物油分裝出約 3 個月用完的量，將原裝瓶瓶口擦乾淨，轉緊放陰涼處即可。因為台灣氣候較為潮濕，擺放冰箱但每天開關，還是容易讓植物油變質。

* 具有美白屬性的植物

───── **質地清爽 | 油性肌** ─────

黑種草油 Black Cumin
Nigella sativa

在伊斯蘭文化中，黑種草被視為「除了死亡以外都可治癒」的強大植物。黑種草油含有精油分子，質地清爽，傳統上被用於油性肌膚的鎮定與淨化，也能對抗粉刺。痘痘肌如果想使用植物油保養，黑種草油可以讓人無後顧之憂。

口服黑種草油對於長期的消化不良很有幫助。性質偏熱，如果容易四肢冰冷，口服也可改善。但也因為含有微量精油分子，若每天口服 3 毫升，建議使用 21 天，休息 7 天後再使用，或者與其他植物油交替使用。

椰子油 Coconut
Cocos nucifera

以飽和脂肪酸為主的植物油，在植物油中是比較少見的脂肪酸構成，特色在於非常穩定，不易氧化。但以冷壓初榨生產的椰子油香氣十分馥郁，如果搭配精油調成按摩油，往往會蓋過精油氣味，或者讓精心設計的精油香氣走樣。

加上飽和脂肪酸在低溫時（約 20 度 C 左右）會呈現凝固狀態，不好取用，因此有許多廠商會使用分餾技術，將椰子油精煉後，降低氣味及易凝結的脂肪酸比例，變成不影響精油氣味以及不分溫度都能液態使用的植物油，方便儲存，長時間擺放也不易變質。

就使用便利度來說，分餾椰子油是很多大量按摩油使用者偏好的基底油，但從護膚養分來說，分餾椰子油含有較少的營養，在選擇時請評估自己的需求順序。

品質良好的椰子油香氣十分細緻，微凝結時會出現類似油霜的質地，在肌膚上一抹即化，也是很棒的嗅覺及觸感體驗。

穩定的脂肪酸結構，適合用於高溫烹調，像是煎炸食物時選用椰子油，能幫料理增添南洋風情（製作香蕉煎餅或煎法國吐司）能讓甜品風味更上一層樓。

榛果油 Hazelnut
Corylus avellana

細緻的堅果香氣，能軟化並撫平敏感肌膚，質地特別柔軟並不會留有油膩的感覺，有些微收斂作用，適合油性膚質使用。作為按摩油，它極能幫助增加肌膚彈性。

有機葡萄籽油 Grape seed
Vitis vinifera

冷壓未精煉的葡萄籽油帶有一些葡萄果皮的香氣，類似橄欖油加上巴薩米克醋的氣味。質地清爽好吸收，不易殘留油感，適合油性肌膚使用。較易產生氧化反應，建議開封 8 個月內用完。葡萄籽油的質地清爽，害怕油膩感的肌膚，這是絕佳的選擇。

※ 請留意，市面上大多的葡萄籽油為高溫壓榨或經過化學精煉，這種葡萄籽油的前花青素含量非常低，氣味也相較清淡，近乎無色。作為稀釋精油的基底油來說，經過精煉的葡萄籽油沒有顏色與氣味，適合凸顯精油的氣味與顏色，但就護膚角度來說，營養成分也較少。

荷荷芭油 Jojoba
Simmondsia chinensis

荷荷芭植物原生在美洲沙漠乾燥地帶，在當地原住民傳統中，荷荷芭像黃金一樣珍貴，皮膚有了它，就像錢包有了黃金。生長於沙漠地帶的背景，也有著形成肌膚保護膜、防止水分散失的卓越功能，能夠延緩衰老，呈現晶瑩光澤。在訴求天然防曬、抗老、護髮的產品中也很常看到它。

※ 主成分植物蠟無法被人體吸收消化，不宜口服保健使用，請妥善保存在嬰幼兒與小動物不易觸及、開啟的地方，避免大量誤食造成腹瀉。

仙人掌籽油 * Prickly Pear
Opuntia ficus indica

仙人掌在沙漠乾燥地帶生長的背景，反映在植物油幫助提升肌膚耐受度，以及良好的保水能力。豔陽高照的天氣，質地清爽、氣味清淡的仙人掌籽油，是天然系防曬的首選。除此之外，高比例的維他命 E 及固醇，能強力掃除氧化因子，讓肌膚維持在年輕光采的狀態，並保持健康彈性柔嫩的觸感。

這種高效能的植物油往往也容易氧化、不易保存，但仙人掌籽油同時富有較穩定的單元不飽和脂肪酸，以及少量飽和脂肪酸，因此能夠保存較長時間，建議開封後 1 年內使用完。由於植物本身多刺，因此仙人掌籽油的製作過程，是以人工摘取果實、剝除外皮後壓榨生產，成本較高，單價也比較高。

覆盆莓籽油 * Raspberry seed
Rubus idaeus

保護肌膚、抵抗氧化與衰老反應。不飽和脂肪酸可修護肌膚、維持肌膚彈性，使得肌膚柔軟光滑，像是美味飽滿的莓果一樣。也很適合拿來塗抹私密處，讓妹妹更嬌滴滴喔！

另外也有 UVB、UVC 的濾光特性，加上清爽的質地，還有本身就有美白的功能，是夏季植物油防曬的首選。搭配物理性防曬，不用擔心曬傷，一季後還有可能收穫更透亮白皙的膚色。它既能保濕又不會在肌膚留下油膩的觸感，適合油性肌膚使用。脂肪酸活性較強，易氧化，建議開封後 6 個月內使用完畢。

紅花籽油 Safflower
Carthamus tinctorius

含有 Omega-6 和維他命 K，資料指出，口服保健可降低心血管脂肪。它也可被用於按摩油，或紓緩酒糟皮膚及遮瑕。質地清爽，與向日葵油接近。紅花籽油在保健食品中很出名，因為它可以合成出共軛亞麻油酸 (CLA)，這種脂肪酸能有效降低膽固醇。天然的紅花籽油口服進入人體後，需要身體自行合成利用，雖然可以提供 CLA 生成，但效率較低。如有期待者，選購市售 CLA 膠囊會比較符合需求。

向日葵油 Sunflower
Helianthus annus

含有豐富的油酸、維他命 A、D 和 E。本身質地清爽，油性肌使用也無負擔，但同時又能深層滋養肌膚，也很適合用於乾燥、脆弱、老化與受損的肌膚，是一款適用膚質很全面的植物油。富含太陽的能量，在心情陰鬱低落時，調和柑橘類或香料類精油按摩可幫自己充電。較容易氧化，塗抹時請留意不要使用太多油量，並充分按摩到吸收，避免沾染到衣物產生油耗味。也可與荷荷芭油調和使用，延長氧化作用反應時間。

芝麻油 Sesame
Sesamum indicum

阿拉伯故事《一千零一夜》中，阿里巴巴講了「芝麻開門」，打開了四十大盜的藏寶山洞；印度的傳統療法阿育吠陀用芝麻油幫身體淨化、排毒；近年來「芝麻素」（sesamin）成為熱門營養補給品，芝麻到底有何優點？

芝麻油含有珍貴的芝麻素，它在芝麻種子中含量約 0.5% ～ 1.2% 不等，是脂溶性抗氧化群「芝麻木酚素」（lignans）主要代表成分。目前已有許多科學研究發現，芝麻素具有強效的抗氧化作用，以及抑制發炎的功能，甚至還可以修護過勞肝臟。

使用芝麻油塗抹肌膚，主要是利用芝麻素強大的抗氧化能力延緩肌膚老化，另外也含有卵磷脂可軟化角質、增加肌膚保濕力，使肌膚柔軟光滑。芝麻出油率高，生產成本較低，且保存性也不錯，開封後建議 1 ～ 2 年使用完即可，綜合來說，芝麻油是需要大量使用植物油時的絕佳選擇。

※ 芳療中使用的芝麻油大多為冷壓芝麻油，氣味較淡，不太會影響精油氣味，與台灣料理中使用的麻油、香油氣味上大相逕庭。使用芝麻油護膚，不用擔心自己變成香噴噴的麻油雞喔！

沙棘果油 * Sea Buckthorn
Hippophae rhamnoides

甜美的熱帶果實氣味，讓人在使用時都覺得肌膚也變得鮮嫩欲滴。強效的抗氧化作用，幫助肌膚維持緊緻彈性，並可以提亮膚色、光澤柔白。

沙棘果的生長環境大多非常貧脊，這種植物耐旱、抗風沙，常用在水土保持與沙漠綠化。沙棘果油的特色反映了這樣的生長背景，對於脆弱乾燥的肌膚有極佳的修護作用，在調理肌膚紋路上有突出的表現。也很適合用於防曬與曬後修護。

摩洛哥堅果油 Argan
Argania spinosa

有機摩洛哥堅果油富含維他命 A 和 E。以滋養的質地、柔軟肌膚及抗老化特性著名，對於再生成熟肌膚是理想的用品。也可提升肌膚防護力，曬前使用可減少曬傷發生的機率。著名護髮油產品即有添加此植物油，是摩洛哥地區自古以來重要的護膚、護髮原料。

杏桃核油 Apricot
Prunus armeniaca

對於抗皺、再生、保濕及柔軟肌膚特別有幫助。延展性好，質地清爽又可讓皮膚如絲綢般細緻。帶有一些杏仁豆腐的味道，含有苦杏仁苷，口服有可能形成影響神經系統的氫氰酸，因此不宜口服保健使用，請保存在嬰幼兒與小動物不易接觸、開啟的地方。

甜杏仁油 Almond
Prunus amygdalus

甜杏仁堅果為水滴狀的堅果，和中式甜點使用的白色杏仁（杏桃核仁）不相同。甜杏仁油延展性好，又很容易被吸收，讓皮膚維持柔軟細緻，是調配身體按摩油時不可或缺的基底油。它對於潤膚有極佳的幫助，並有助於平衡肌膚水分的散失與吸收。帶有一絲清淡堅果香氣。

巴西堅果油 Brazil Nut
Bertholletia excelsa

巴西堅果又被稱為超級食物，其因在於富含硒，這種珍貴微量元素可提升身體抗氧化能力，而被視為強力延緩老化的超級明星。巴西堅果油質地溫和，敏弱肌與成熟肌適用，提升肌膚舒適度，減少因為乾燥引起的各種肌膚不適。

山茶花油 Camellia / Tsubaki
Camellia japonica

日本重要的傳統護膚護髮用品。伊豆附近的庵美大島地區婦女，採收山茶花油作為食用油的同時，也會拿來護膚、護髮，眾人欽羨她們光滑柔軟的肌膚與髮絲，而她們美麗的祕訣，正是來自於山茶花油。山茶油以油酸為主要成分，其單元不飽和脂肪酸的比例甚至比橄欖油還要高，這讓它的質地細緻滑潤，給肌膚帶來豐盈的包覆感，因此對於成熟肌或者敏弱肌也有很好的修護作用。

昆士蘭堅果油 Macadamia
Macadamia integrifolia

昆士蘭堅果別稱澳洲胡桃、夏威夷果，是有堅硬外殼保護的堅果仁油脂，內含棕櫚酸，的確也具有保護肌膚的能力。它適合用來修護龜裂、脆弱的皮膚，以及預防、消除妊娠紋。能重構乾燥、受損的頭髮，使其恢復光澤。

含有少見的棕櫚油酸，這是人體皮脂本身有的脂肪酸，約占皮脂 10% 的比例，因此也很容易被皮膚吸收。當年齡增長，皮脂分泌量下降，這種含有皮脂成分的植物油就可以帶來很好的幫助，是成熟肌護膚的絕佳選擇。富含堅果氣味，香氣怡人，有飽滿的口感，但作為基底油時因為香氣四溢，或許會影響到精油氣味，若有此考量，可與其他氣味清淡的植物油調和使用。

南瓜籽油 Pumkin seed
Cucurbita pepo

含有礦物質鋅，資料指出，口服使用可強化生殖機能及泌尿系統。另外類胡蘿蔔素對於視網膜也有很好的幫助。維他命 E 則能抗氧化。質地偏滋養，對於中性肌到乾性肌有良好的支持，幫助鎖水，維持肌膚柔軟滑嫩的狀態。

酪梨油 Avocado
Laurus persea

質地豐厚，但有良好的穿透力，含有卵磷脂，保濕能力好，適用於極乾燥的肌膚。對於希望樣貌重返青春、擁有年輕與光澤肌膚的人來說，使用酪梨油每天按摩是必須的。氣味較重，油色較深，常與其他氣味清淡及顏色清淡的油脂，如荷荷芭油、甜杏仁油、芝麻油搭配調和後使用。

黑莓籽油 * Blackberry seed
Rubus fruticosus

抗老化的寶物，可讓肌膚緊緻，恢復活力有彈性的狀態。幫助滋養、軟化及再生肌膚，同時又減少紋路與皺紋。

能加強皮膚對於陽光的耐受度，還能淡化斑點或各種肌膚瑕疵。質地稍微滋養一些，適合乾性或成熟肌膚使用。氣味帶有豐富的莓果香，顏色較深，較少單獨使用，可依需求跟其他同功能顏色較清淡的植物油混合使用。脂肪酸活性較強，易氧化，建議 6 個月內使用完畢。

蓖麻油 Castor
Ricinus communis

80% 以上是蓖麻油酸，具有良好的親水能力（也就是有極佳保水作用），但質地黏稠，像膠水一樣，很少單獨塗抹肌膚，會依需求跟其他植物油調和後使用。如果是極乾性肌膚，使用了酪梨油、昆士蘭堅果油等植物油沒有獲得改善，可以考慮加入 10 ～ 20% 的蓖麻油一起使用。

也有人會拿睫毛刷、牙間刷沾取少量蓖麻油，塗抹髮際線、眉毛、眼睫毛，幫助毛髮生長。如果有用油洗頭的習慣，也可以使用 10 ～ 20% 的蓖麻油，搭配 30% 的伊諾菲倫油，再加上其他植物油，塗抹整個頭皮後充分洗淨，幫助毛囊淨化與激勵生長。

橄欖油 Olive
Olea europaea

除了大量的單元不飽和脂肪酸，還有維他命 E 和橄欖多酚，讓它能滲透進皮膚深處，提供長效的保濕層，使皮膚保持柔軟有彈性。橄欖油、粗鹽以 5：1 的比例混合，加上兩滴有機野生高地薰衣草精油，塗抹全身並洗淨身體，就是天然的去角質劑，按摩前使用能幫助後續油脂進入身體肌膚滋養，體驗極致的護膚享受。

玫瑰果籽油 * Rosehip seed
Rosa rubiginosa

和玫瑰花無關，是由智利野薔薇的果實壓榨而成，含有抗氧化成分，高效幫助皮膚細胞再生，除疤、淡斑、抗皺、平整紋路都有極佳的表現，是想讓肌膚維持在青春樣態不可錯過的選擇。

脂肪酸活性較強，易氧化，建議 6 個月內使用完畢。氣味較重，油色較深，通常與其他氣味清淡及顏色清淡的油脂（如荷荷芭油、甜杏仁油、芝麻油）搭配調和後使用。

小麥胚芽油 Wheat germ
Triticum vulgare

小麥胚芽油含有豐富的維他命 E，能強效對抗肌膚老化。對於皮膚修護與再生也很有幫助，如果有一些小肉芽，長期塗抹能夠讓肌膚恢復平整，還能增加肌膚彈性、預防妊娠紋，讓肌膚維持在如胚芽新生的柔嫩狀態。質地較為滋養，通常會和其他植物油調和使用。

琉璃苣籽油 Borage
Borago officinalis

有機琉璃苣籽油富含 γ-次亞麻油酸，塗抹肌膚對於皮膚修護即有良好效果。這種脂肪酸可幫助神經訊息傳導正常，也是重要的荷爾蒙原料，口服使用可緩解因神經傳導失常或荷爾蒙原料不足而造成的長期過敏、經前症候群等情況。氣味比較重，加上質地較為濃稠，因此多與其他植物油調和使用。脂肪酸活性較強，易氧化，建議 6 個月內使用完畢。

黑醋栗油 Blackcurrant
Ribes nigrum

最出名的地方在於擁有高比例的 γ-次亞麻油酸（15% 左右），僅次於琉璃苣籽油（18% 左右）。黑醋栗油的氣味帶有一點包種茶糖氣味，如果需要口服補充 γ-次亞麻油酸，相較於氣味重的琉璃苣籽、月見草油，黑醋栗油會是比較平易近人的選擇。

除了抗發炎的重要來源 γ-次亞麻油酸，黑醋栗油還有 omega-3 的 α-次亞麻油酸，以及 omega-9 的油酸，是一款脂肪酸組成很全方面的油。使用它可以補足身體需要的各種脂肪酸。

塗抹肌膚時有強大的修護、安撫作用，尤其適合敏弱肌膚使用，可紓緩因乾燥引起的肌膚各種不適，發炎的時候也能給予鎮定的支持。另外含有多種脂肪伴隨物質，對於緊緻肌膚、活化淨白也有幫助。油品較為活潑，容易氧化，加上顏色較深，建議可和其他保存性較高、顏色清淡的植物油調和使用（如荷荷芭油、甜杏仁油、芝麻油）。

月見草油 Evening Primrose
Oenothera biennis

特有的脂肪酸組成，讓有機月見草油對於所有類型肌膚都有保濕與保護的作用。含有 γ-次亞麻油酸，有修護作用，對過敏皮膚有幫助，國外介紹植物油的書籍也很建議口服保健，以從體內改善過敏現象。氣味比較重，加上質地較為濃稠，因此多與氣味清淡及質地清爽的其他植物油調和使用。脂肪酸活性較強，易氧化，建議 6 個月內使用完畢。

伊諾菲倫油（瓊崖海棠油）
Foraha / Tamanu
Calophyllum inophyllum

有助於紓緩皮膚刺激（如曬傷、發炎及常有的皮疹），也能幫助皮膚細胞再生。這種油在幫助恢復切傷或傷口的過程中，被當成預防感染的殺菌劑，對於傷口癒合也很有幫助。含有大量脂肪伴隨物質，能紓解痠痛、消解氣結。蚊蟲叮咬時，直接塗抹也很有幫助。

樹脂類的成分讓它在低溫時會產生霧狀的半凝結狀態，用手溫暖即恢復正常。氣味較重，油色較深，常與其他氣味清淡及顏色清淡的油脂（如荷荷芭油、甜杏仁油、芝麻油）搭配調和後使用。

b. 浸泡油

浸泡油不是用來泡澡的油喔！浸泡油是將藥用植物浸泡在植物油中，讓植物的有效成分溶析出來，直接塗抹就可以體驗到植物芬香分子帶來的幫助。也可以和其他植物油調和，或者依需求加入精油強化作用。

胡蘿蔔浸泡油 * Carrot
Daucus carota

能使肌膚白皙，恢復彈性，淡化斑點，並修護曬傷後的肌膚。適合成熟肌使用，如果有難纏的皮膚炎，也可試試看胡蘿蔔浸泡油的淨化作用。油色較深，通常會與其他油色淺的同功能植物油混合後使用。

薰衣草浸泡油 Lavender
Lavandula angustifolia

薰衣草的氣味輕柔，可用於修護敏感肌膚、幫助睡眠、肌肉放鬆，拿來調配按摩油時，也能幫助氣味整合，出現優雅輕柔的層次。

聖約翰草浸泡油 * St. John Wort
Hypericum perforatum

有抗發炎及鎮痛的作用，可以修護曬傷肌膚，紓緩肌肉痠痛，甚至能處理神經性疼痛。也有使用者反映能夠幫助肌膚白皙，但具有光敏性，避免在曬前使用。

金盞花浸泡油 Marygold
Calendula officinalis

抗過敏，能減輕肌膚發炎、紅腫癢的情況。作用強大同時又溫和，小嬰兒的尿布疹、口水疹，到異位性皮膚炎、蚊蟲叮咬，它都給予溫柔又顯著的支持。

康復力浸泡油 Comfrey
Symphytum officinalis

西方的紫草，含有尿囊素，可以修護皮膚表層的各種紅腫發炎情況，因此，也很適用於蚊蟲叮咬後的肌膚。

山金車浸泡油 Arnica
Arnica montana

能夠紓緩關節疼痛，對於拉傷也很有幫助。幫助血液循環，所以對於暗沉的肌膚部位也有明亮的作用。具些微毒性，外用安全，但請避開開放性傷口，並請勿口服。

雷公根浸泡油 * Asiatic Pennywort
Centella asiatica

消炎，使肌膚柔軟，淡化紋路，使膚色明亮白皙，緊緻肌膚。

常見應用問題配方建議

1 油性肌膚配方

因皮脂腺過度活躍而有的情況，飲食、季節、壓力等都會影響皮脂腺分泌油脂的多寡。常會因過度清潔造成角質層被破壞，形成敏感肌膚，利用純露＋面油的保養方式，可以讓油脂的分泌恢復正常。

純露：
金縷梅（控油效果最強，兼有收斂、修護作用）、茶樹、橙花、百里香、胡椒薄荷、迷迭香、月桂、杜松、絲柏、香桃木，擇一或混合搭配使用。

精油：
廣藿香 1 ＋苦橙葉 2 ＋玫瑰草 3（強力控油）
大西洋雪松 1 ＋迷迭香 2（中度收斂）
天竺葵 1 ＋薰衣草 2（平衡紓緩油脂分泌）

基底油：
荷荷芭、覆盆莓籽、仙人掌籽、沙棘果油質地較清爽，不會為油性肌膚帶來負擔的感覺。黑種草與榛果油則可幫助油脂收斂。

保養方式：
基底油中加入 3% 的精油，調成面油使用。早晚將純露噴濕全臉，到水滴快要掉下來的情況，以 2 滴油與水滴塗抹均勻至吸收。若覺得油感太重，可再噴一些純露，再次塗抹吸收。

2 乾燥肌膚配方

皮膚本身較少分泌油脂，或因氣候乾燥讓皮膚細胞缺水，年齡增長也會減少肌膚保水力。在純露方面挑選能提升皮膚含水度的種類，精油則是加強細胞鞏固水分的能力，基底油要用包覆感強、質地比較滋養的植物油，彌補角質層間的空隙。

純露：
玫瑰、茉莉、菩提、真正薰衣草，擇一或混合搭配使用。如果是成熟肌膚，可再選搭永久花、岩玫瑰，加強緊緻。

精油：
岩蘭草 1 ＋ 依蘭 2 ＋薰衣草 4（岩蘭草與依蘭氣味較重，因此比例放低，若喜歡這兩者氣味，薰衣草可以不用加這麼多）
茉莉 1 ＋乳香 3 ＋花梨木 5（優雅的氣味）
檀香 1 ＋玫瑰 1（經典的護膚配方，可讓人容光煥發）

基底油：
玫瑰果、酪梨油、橄欖油、黑莓籽油、小麥胚芽油、甜杏仁油，擇一或混合搭配使用。

保養方式：
基底油中加入 3% 的精油，調成面油使用。早晚將純露噴濕全臉，到水滴快要掉下來的情況，以 3 ～ 4 滴油與水滴塗抹均勻至吸收。若補水效果還不夠，可用純露浸濕化妝棉或者面膜紙，每天濕敷 5 ～ 15 分鐘，之後再進行保養。

如果已經有脫皮甚至發炎的情況，精油可加入羅馬洋甘菊減緩發炎，綠花白千層、沒藥修護脫皮。基底油可添加伊諾菲倫油，利用樹脂類的芳香分子加強作用。

3 敏感性肌膚配方

有可能是因為環境壓力形成的易過敏膚質，或是清潔、保養用品過度刺激而養成。使用比較溫和修護的芳療產品，一步步將膚況穩定下來。

純露：
羅馬洋甘菊、德國洋甘菊、薰衣草、香蜂草，擇一或混合搭配使用，如果易發紅但不伴隨腫、癢，可添加金縷梅一併使用。

精油：
沒藥 1 ＋德國洋甘菊 2 ＋薰衣草 3（發作期可考慮短暫性單用德國洋甘菊）
羅馬洋甘菊 1 ＋乳香 2 ＋薰衣草 3（日常調理或嬰幼兒使用）

基底油：
金盞花浸泡油（發作期首選！）
月見草油、琉璃苣籽油、小麥胚芽油質地較為濃稠，不易推展，可搭配其他延展性較好的油（如甜杏仁、荷荷芭）一起使用。

保養方式：
發作時，使用純露濕敷患處 10 分鐘，之後噴灑純露再抹油，以幫助油脂滲透吸收。情況嚴重時先不要使用精油，以免造成刺激、情況加重，單純使用純露再加上金盞花浸泡油，待狀況轉穩，再從 1% 濃度開始調配按摩油塗抹。

日常保養則是將基底油中加入 3% 的精油，調成面油使用。早晚將純露噴濕全臉，到水滴快要掉下來的情況，以 2～3 滴油與水塗抹均勻至吸收。

4 痘痘肌配方

可能是因為油脂過度分泌、角質排列不規則、細菌感染引起的發炎，除了參考油性肌膚的配方，此時的重點在於抗菌及消炎。另外，還有一種情況是內分泌紊亂引起的痘痘，肌膚本身可能不算油，適用的配方也就會不一樣。

純露：
參考油性膚質配方，百里香和玫瑰有不錯的抗菌能力，可以混合使用。

精油：
a. 殺菌：茶樹、百里香、尤加利、迷迭香、綠花白千層
b. 消炎：乳香、沒藥、薰衣草、德國洋甘菊、羅馬洋甘菊
c. 平衡內分泌，除痘痘部位外可塗抹全身：天竺葵、快樂鼠尾草、黑雲杉、檸檬馬鞭草

過油引起的痘痘：
茶樹 2 ＋迷迭香 2 ＋薰衣草 3（痘痘初期，針對殺菌，減緩災情擴大）
乳香 2 ＋百里香 2 ＋德國洋甘菊 1（災情擴大後收拾局面，消炎加強力殺菌）

內分泌不穩定引起的痘痘：
天竺葵 3 ＋迷迭香 2 ＋黑雲杉 1

基底油：
參考油性肌膚配方

保養方式：
基底油中加入 3% 的精油，調成面油使用。早晚將純露噴濕全臉，到水滴快要掉下來的情況，以 2 滴油與水滴塗抹均勻至吸收。若覺得油感太重，可再噴一些純露，再次塗抹吸收 [1]。

延伸應用：疤痕

痘痘肌衍生的問題，還有疤痕。在芳療中，純露可以改用加強含水度的種類（參考乾性肌膚配方），建議加上幫助皮膚細胞再生的永久花、馬鞭草酮迷迭香，或萬用的真正薰衣草純露混合使用，也可使用這三種植物的精油加入面油中強化作用。植物油像是玫瑰果油、覆盆莓籽、黑莓籽、沙棘果油、仙人掌籽油、小麥胚芽油，對於痘疤也能幫助改善[2]。

純露：
玫瑰＋永久花＋馬鞭草酮迷迭香（依氣味喜好調配比例）

精油：
永久花 1 ＋馬鞭草酮迷迭香 2 ＋薰衣草 3

基底油：
a. 油性肌膚：覆盆莓籽油、沙棘果油、仙人掌籽油（擇一或混合皆可）
b. 中性肌膚：玫瑰果油 50% ＋荷荷芭油 50%（調整質地與延長保存）或者選擇覆盆莓籽油、沙棘果油、仙人掌籽油（擇一或混合皆可）50% ＋甜杏仁油 50%（調整質地與延長保存）
c. 乾性肌膚：黑莓籽油 30% ＋小麥胚芽油 30% ＋玫瑰果油 40%

5 美白淡斑配方

可能是因為肌膚含水度不足、角質細胞不通透光線而看來暗沉，或者照射太多陽光使得黑色素活躍，更形成斑點。使用純露與面油護膚，長時間下來可以提升肌膚明亮度，並減緩黑色素沉澱的情況，甚至使斑點淡化消失。

純露：
a. 美白：玫瑰、茉莉、橙花（較控油，油性肌適用）、聖約翰草（易受到環境微生物影響變質，注意保存）
b. 提升含水度：玫瑰、茉莉、菩提、真正薰衣草
c. 細胞更新：永久花、馬鞭草酮迷迭香、真正薰衣草

精油：玫瑰、茉莉、菩提、真正薰衣草
a. 斑點：芹菜籽、胡蘿蔔籽
b. 美白：玫瑰、茉莉、橙花
c. 細胞更新：永久花、馬鞭草酮迷迭香、真正薰衣草

芹菜籽 1 ＋茉莉 2+ 真正薰衣草 7
橙花 1 ＋胡蘿蔔籽 1 ＋迷迭香 2 ＋真正薰衣草 6（偏油性膚質使用）
玫瑰 1 ＋永久花 2 ＋胡蘿蔔籽 2 ＋真正薰衣草 5（兼具緊緻肌膚功能）

基底油：
玫瑰果油、覆盆莓籽油、黑莓籽油、沙棘果油、仙人掌籽油、聖約翰草浸泡油

保養方式：
基底油中加入 3% 的精油，調成面油使用。早晚將純露噴濕全臉，到水滴快要掉下來的情況，以 3 ～ 4 滴油與水滴塗抹均勻至吸收。

註｜ 1 如果是壓力引起的內分泌失衡，可參考「壓力大的失眠」配方及使用方式。婦科相關的內分泌失衡則參考「經期不規律」的配方及使用方式。
2 植物油混合在一起使用會比單獨使用效果更突出，當然也可以單獨使用一種。

6 蚊蟲叮咬配方

可分成兩個部分處理：驅除蚊蟲、止癢消炎。

「驅除蚊蟲」部分，可將精油加入酒精中做成空間噴霧，或加入按摩油中塗抹身體。個人經驗是空間噴霧噴灑門窗處，或噴灑個人鞋子、襪子、口袋、衣物背面效果比較好，做成按摩油塗抹身體可能會把自己先薰倒。

基礎濃度：
50 毫升酒精中可加入 20 滴精油，以下精油可隨意搭配：檸檬尤加利、香茅、檸檬香茅、檸檬香桃木、胡椒薄荷、穗花薰衣草、迷迭香、玫瑰天竺葵、大西洋雪松、廣藿香、綠花白千層。

參考配方：
a. 檸檬尤加利 5 ＋檸檬香茅 5 ＋玫瑰天竺葵 5 ＋大西洋雪松 5
b. 檸檬尤加利 2 ＋穗花薰衣草 2 ＋綠花白千層 1
c. 檸檬香茅 5 ＋胡椒薄荷 3 ＋迷迭香 2
d. 胡椒薄荷 5 ＋穗花薰衣草 5 ＋天竺葵 3 ＋大西洋雪松 2（氣味接受度較高，但驅蚊效果低一些）

「止癢消炎」部分 [3]，如果還是被蚊子咬到的話，真正薰衣草 1 ＋胡椒薄荷 1，調成 5% 按摩油塗抹叮咬處，可以止癢又消炎；基底油的話，可以考慮康復力浸泡油或伊諾菲倫油，搭配效果更佳；其他精油還可以考慮使用消炎的羅馬洋甘菊、乳香、沒藥、茶樹，還有帶清涼感能止癢的冬青白珠樹。

7 睡眠障礙配方

壓力大的失眠
若是因情緒緊繃造成的失眠，可以用精油薰香，或調按摩油塗抹身體。

a. 輕柔的味道：
佛手柑 3 ＋花梨木 2 ＋真正薰衣草 1
天竺葵 3 ＋甜馬鬱蘭 3 ＋真正薰衣草 2

b. 甜美的味道：
安息香 1 ＋甜橙 5
甜橙 7 ＋茉莉 1 ＋真正薰衣草 2
黑雲杉 3 ＋甜馬鬱蘭 2 ＋依蘭 1
佛手柑 4 ＋真正薰衣草 3 ＋羅馬洋甘菊 2 ＋安息香 1

c. 較深沉有層次的味道：
岩蘭草 1 ＋依蘭 1 ＋甜馬鬱蘭 4 ＋薰衣草 2
苦橙葉 2 ＋薰衣草 3 ＋佛手柑 3
檀香 1 ＋岩蘭草 1 ＋乳香 2 ＋黑雲杉 2 ＋花梨木 4

除此之外，建議在睡前喝些橙花、菩提、薰衣草、羅馬洋甘菊、德國洋甘菊等幫助放鬆的純露水。如果擔心會睡到一半起床上洗手間，就還是用薰香或抹油的方式幫助自己。

睡不沉的睡眠障礙
若是入睡沒有困難，但是很容易醒來，可以考慮多使用根部類精油，增加安全感，也幫助我們睡得更沉穩。

真正薰衣草 3 ＋岩蘭草 2 ＋依蘭 1
纈草 1 ＋依蘭 4，或纈草 1 ＋天竺葵 6，或纈草 1 ＋茉莉 2

註｜ 3 若被叮到不方便抹含精油按摩油的地方，或是嬰幼兒被叮到，可以使用德國洋甘菊純露塗抹。

累到睡不著

當我們的頭腦運轉過度，也會很難入睡，這時候除了幫助放鬆的精油，還可以點綴一些具提振效果[4]的精油一起使用。通常這種狀態喝橙花或迷迭香純露，滿快就會進入睡眠模式。

岩蘭草 1 ＋迷迭香 1 ＋薰衣草 3 ＋佛手柑 3
苦橙葉 1 ＋甜羅勒 1 ＋依蘭 2 ＋佛手柑 4
廣藿香 1 ＋胡椒薄荷 1 ＋大西洋雪松 2 ＋天竺葵 4

8 提升工作效率配方

有需要好好睡的時候，就會有需要好好運作腦袋的時候。可以利用薰香、抹油或者喝純露的方式，來提升專注力及腦袋運作的效率。

精油[5]：

a. 接受度高的氣味：檸檬 1 ＋胡椒薄荷 2

b. 如同身處森林中：檸檬 2 ＋迷迭香 1 ＋歐洲冷杉 2

c. 清新中帶甜味，是我寫文章的伴香：月桂＋艾草＋香桃木

d. 爽朗開心的氣味：穗花薰衣草 2 ＋玫瑰草 1 ＋甜橙 3

e. 兼具幫助消化作用，可能引發食慾：葡萄柚 3 ＋迷迭香 2 ＋檸檬香茅 1

純露：

百里香、迷迭香、檸檬馬鞭草、香蜂草、胡椒薄荷、月桂，加一點到水中，每次喝水都激勵一下自己。

註 | 4 具提振作用的精油比例不要高，通常加 1 ～ 2 滴即可，否則真的會精神更好。

5 以下配方以不刺激肌膚的前提下可調成 5 ～ 10％濃度的按摩油塗抹太陽穴、肩頸處以加強效果。

9 感冒配方

在覺得喉嚨有點卡卡的初期階段，可以飲用沉香醇百里香純露來提升免疫力，避免後續情況加重。如果身體出現與病毒正式宣戰的情況，一方面以殺菌為考量，另一方面依不同症狀搭配相對應的精油。

精油：

a. 殺菌：百里香、茶樹、尤加利、迷迭香、薰衣草、羅文莎葉、綠花白千層
b. 呼吸道不順：杜松、絲柏、香桃木、花梨木、黑雲杉、膠冷杉、大西洋雪松
c. 消除黏液（鼻涕、痰）：穗花薰衣草、尤加利、迷迭香、乳香、沒藥、安息香
d. 肌肉痠痛：薰衣草、甜馬鬱蘭、依蘭、廣藿香
e. 發燒：羅馬洋甘菊、德國洋甘菊、薰衣草、檸檬馬鞭草、香蜂草、胡椒薄荷（飲用純露也可以帶來很好的幫助）

參考配方

茶樹 1＋薰衣草 1（調油或加入熱水中做蒸氣呼吸也很好）
尤加利 1＋羅文莎葉 1＋綠花白千層 1＋黑雲杉 2＋乳香 2（幫助暢通呼吸道並使呼吸深長）
羅文莎葉 1＋花梨木 2＋薰衣草 1＋尤加利 1（睡前可善用羅文莎葉、花梨木、薰衣草的組合，以免太過激勵身體而不好入睡）

10 過敏性鼻炎配方

起因源自過敏，處理過敏是首要任務，再搭配加強呼吸系統機能的精油，就是比較全面的調理。

正在發作時：

摩洛哥藍艾菊 1＋絲柏 2＋真正薰衣草 2（因為藍艾菊的關係，會略帶一點清涼感）
德國洋甘菊 2＋尤加利 1＋香桃木 2（很有藥感的氣味）

日常調理：

羅馬洋甘菊 1＋穗花薰衣草 3＋羅文莎葉（或尤加利、月桂、茶樹、綠花白千層）3
羅馬洋甘菊 1＋乳香 3＋膠冷杉（或花梨木）4

保養方式：

調成 5% 按摩油塗抹呼吸道外側皮膚，並加強鼻翼兩側按摩。平日也可以飲用洋甘菊＋樹木類的純露來保養身體。

11 氣喘配方

環境變化或情緒壓力引起的呼吸困難，一方面在平常使用紓壓的精油讓身心穩定（參考睡眠配方），另一方面在發作時可使用抗痙攣的精油紓緩。吸嗅或塗抹都會有幫助。

保養配方：
乳香 2 ＋花梨木 3 ＋真正薰衣草 1（可平穩情緒，又可以幫助呼吸系統）
安息香 1 ＋膠冷杉 3 ＋甜橙 3（較為甜美的氣味）

緊急處理：
苦橙葉 1 ＋快樂鼠尾草 2 ＋真正薰衣草 3（氣味比較沉）
羅馬洋甘菊 1 ＋真正薰衣草 3 ＋佛手柑 4（氣味比較輕盈）

12 消化不良

如果是消化系統功能低下，用果實、香料類的精油調成按摩油塗抹腹部都會有幫助。如果是因為情緒緊繃引起的消化不良，橙花、檸檬馬鞭草、香蜂草純露口服使用的作用都很不錯[6]。

參考配方：
甜橙 1 ＋肉桂 1（又甜又暖）
檸檬 1 ＋綠薄荷 1（清新解膩）
迷迭香 1 ＋胡椒薄荷 2 ＋月桂 3（食指大動）
甜茴香 1 ＋月桂 2 ＋甜橙 3（消除過飽感）
山雞椒 3 ＋葡萄柚 2 ＋胡椒薄荷 1（加速消化）

註 | 6 若是長期便祕，口服植物油會有很好的幫助。

13 肌肉痠痛配方

單用藥草浸泡油的效果就很不錯，像是山金車浸泡油、聖約翰草浸泡油，或者本身有芳香分子成分的伊諾菲倫油幫助也很大，再加上精油作用就能加成，像是擴張微血管的甜馬鬱蘭、依蘭，消除乳酸堆積的檸檬香茅、檸檬尤加利，幫助血液循環的黑胡椒、薑、肉桂、丁香，鎮痛的冬青白珠樹。另外，還有月桂、廣藿香、玫瑰草這些幫助代謝的精油加在一起，作用就更強大了。

參考配方：
薰衣草 3 ＋甜馬鬱蘭 3 ＋依蘭 1（適合睡前使用）
檸檬尤加利 1 ＋薑 2 ＋月桂 3（活絡血液與淋巴）
廣藿香 1 ＋玫瑰草 3 ＋依蘭 1 ＋檸檬香茅 2（運動完按摩，減少乳酸堆積）
冬青白珠樹 2 ＋檸檬尤加利 3 ＋依蘭 1（一聞就知道可以紓緩痠痛）

保養方式：
以不刺激肌膚為前提下，調成 7 ～ 10% 塗抹痠痛的部位。

14 頭痛配方

最常提到的是胡椒薄荷、真正薰衣草 1:1 的配方，調成 5 ～ 10% 按摩油塗抹頭皮、太陽穴、肩頸、背、腰等處。加上吹風機或熱敷幫助肌肉放鬆。依頭痛情況不同，可加上其他精油搭配。

參考配方：
a. 吹到風容易頭痛：胡椒薄荷 3 ＋真正薰衣草 2 ＋薑 1（此配方也可處理暈車噁心想吐）
b. 思緒過多頭痛：胡椒薄荷 3 ＋真正薰衣草 2 ＋岩蘭草 1
c. 生理期前後頭痛：胡椒薄荷 3 ＋真正薰衣草 2 ＋依蘭 1

15 排水、排毒配方

很多人都希望自己的身體能夠再小一號，但其實每個人最美的樣子，不見得都是一樣的纖細骨感。使用芳療或許真的能幫助我們的身材更接近心目中理想的樣貌，但我覺得更特別的是，它可以幫助我們看見、接受自己專屬的美麗。

水腫：

如果身體有水腫的情況（並非所有的腫都是水腫，手指頭壓下去後，皮膚久久才會回彈的是水腫），杜松、絲柏、大西洋雪松、天竺葵、胡蘿蔔籽、葡萄柚、廣藿香、甜茴香等，都可以幫助水分代謝。

排毒：

想要排毒的話，可以考慮月桂（加強淋巴循環）、胡蘿蔔籽跟芹菜籽（加強肝臟解毒功能）、胡椒薄荷（腸道排毒）、鼠尾草（淨化）。

參考配方：

絲柏＋天竺葵＋葡萄柚（排水）
大西洋雪松＋月桂＋胡蘿蔔籽（排水、淋巴、肝臟加強三合一）

保養方式：

以 5 ～ 10% 的濃度調成按摩油，塗抹在希望加強的部位。也可依需求口服上述提到的植物純露，飲用 21 天休息 7 天，做全身的淨化排毒療程。

16 經痛配方

由於子宮過度收縮造成的疼痛[7]，可以用抗痙攣的精油調成按摩油塗抹腹部，並熱敷加強紓緩效果。

參考配方：

苦橙葉 2 ＋快樂鼠尾草 3 ＋薰衣草 3（適用於心中有苦說不出，不太喜歡「性」的人）
羅馬洋甘菊 1 ＋薰衣草 3 ＋佛手柑 4（輕盈甜美的氣味，若是初經沒多久有的痛經狀況，這個配方滿能安撫因跨入不同人生階段而有的焦慮）
永久花＋豆蔻＋薰衣草（永久花能幫助淨化、排出經血，減少子宮收縮排血的負擔。豆蔻與薰衣草幫助放鬆與解除痙攣）

日常保養：

薰衣草 1 ＋甜馬鬱蘭 1 ＋天竺葵 2 ＋快樂鼠尾草 2（鎮定紓緩緊繃情緒，天竺葵與快樂鼠尾草還能平衡婦科相關內分泌，讓經痛較不容易發生）
永久花 1 ＋肉桂皮 2 ＋甜茴香 2 ＋天竺葵 5（適用於平常嗜吃冰冷寒涼食物的人）

保養方式：

調成 5% 按摩油塗抹在下腹部。如果有腰痠、頭痛等經前症候群情況，可擴大塗抹範圍到腰部、肩頸、頭部。

註｜ 7 真的痛到受不了的時候，10 毫升按摩油中可以再加入龍艾精油 1 滴（龍艾精油具醚類，神經系統影響力高，用量不要超過 1%）。

17 經期不規律配方

婦科相關的內分泌不穩定，花朵類的精油都會有幫助，另外像是天竺葵、快樂鼠尾草、絲柏、甜茴香也能平衡。黑雲杉、馬鞭草酮迷迭香、檸檬馬鞭草則是調整整體內分泌。如果是時差造成的經期紊亂，可以加入使用葡萄柚。

參考配方
天竺葵 3 ＋絲柏 2 ＋黑雲杉 2（兼能加強水分代謝）
快樂鼠尾草 3 ＋馬鞭草酮迷迭香 3 ＋葡萄柚 2（適用於時差造成的經期失調）
依蘭 1 ＋天竺葵 3 ＋快樂鼠尾草 2（接受自己的女性化，依蘭可用任何花朵類精油替換）

保養方式：
調成 5% 濃度按摩油每日塗抹下腹部。

18 泌尿道感染配方

佛手柑、澳洲尤加利精油（擇一使用）調成 1% 以下的濃度，塗抹私密處使用。也可以使用沉香醇百里香純露、玫瑰純露、天竺葵純露坐浴。取一圓形臉盆，加入適量溫水與 10~20 毫升的純露坐浴 10 分鐘。每次上完廁所，擦乾淨私密處後，再用純露噴灑私密處後擦乾。

19 陰道感染配方

茶樹（覺得不乾淨）、真正薰衣草（需要呵護）、天竺葵（身心失衡、不喜歡自己是女生）、乳香（黏答答）、松紅梅（討厭自己）精油擇一，調成 1% 的按摩油塗抹使用。除了塗抹外陰部，可以的話按摩陰道更有幫助。

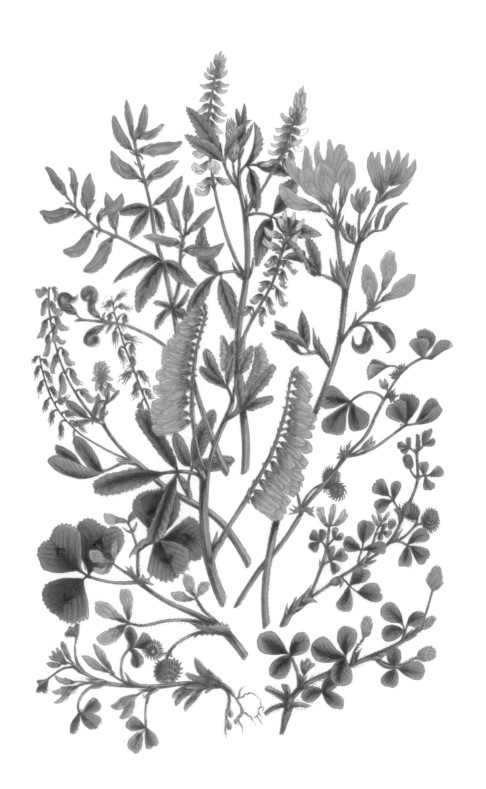

< 跋 > 感謝你參與了這本書的完成

首先感謝編輯斯韻當初非常積極的邀稿，讓我鼓起勇氣一頭栽入兼職寫作的生活。目前市面上已經有非常多的芳療書籍，為什麼我還要再多寫一本？這是我一直在問自己的。

現代芳療起源於歐美國家，因此大多芳療書籍是從外文翻譯。雖然在專業知識上提供了豐富的資料，但因為不同文化、環境、制度及生活習慣的差異，有些內容並不那麼貼近在地使用者。

所幸近年來華語圈已有許多前輩勞心勞力，貢獻自己所長，撰寫出許多引人入勝的書籍，華語芳療書籍已漸漸豐富。不過，從我自己剛接觸芳療，變成熟悉芳療的使用者，再到專業的芳療從業人士，一路走來，發現這過程中其實有很多生活中、操作上的小問題，可能因為比較枝微末節，在書籍裡面不太容易找到簡明的解答，也就自己慢慢嘗試，慢慢品味結果。

之後認識越來越多芳療愛好者，才發現，其實大家都走過同樣的路。如果能夠將這樣摸索的經驗分享出來，應該能夠幫助更多人在這條路上走得更順，也更加容易隨心所欲享受芳療生活。除此之外，我在服務顧客時常遇到類似問題，才發現原來大家在認識芳療的路上有著同樣的疑惑，但可能比較沒有時間去咀嚼這些新的語詞還有知識。

在店面直接面對面的服務中，一方面並沒有辦法用太多時間

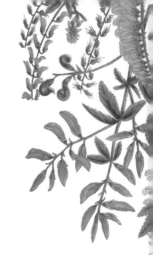

仔細和顧客說明芳療的神奇之處，另一方面顧客可能也沒有心思去理解幾種薰衣草除了名字不一樣，還有什麼不同……

在日復一日的解說中，漸漸精煉出更簡明的介紹方式，以生活化的語言，試圖讓顧客可以用更短的時間掌握到陌生的概念，這樣就不太會因為覺得芳療好難懂、好麻煩而失去了體驗芳療美好的機會。

也就是說，這本書是基於我個人的芳療使用經驗，以及與眾多顧客交流而有的成果。哪些是最常被問到的、大家使用芳療時最首要關心的，或在接觸芳療時容易被忽略的重點，我已盡量搜羅到這本書中，希望有助於你對於芳療有更多不同面向的認識。

當然，每一門學問都是沒有止境的，使用者的生活體驗也是千變萬化的。這本書無法包含所有的內容，主要以簡單、原則性的方式說明與介紹。祝福你在閱讀本書後，能夠掌握個中奧妙，從而發展出自己應用芳療的能力，成為自己的芳療生活家。

第二版的出現，要再次用力的感謝編輯斯韻，謝謝妳的理解與耐心，沒有妳的等待，第二版不會出現。謝謝插畫筱帆，讓這本書圖文並茂。感謝美術設計 Zoey，給予這本書新的風貌。謝謝第一版書的行銷于珊，以及這一版書的行銷雅珊，感謝妳們讓更多人看到這本書，也讓我可以接觸到更多芳療

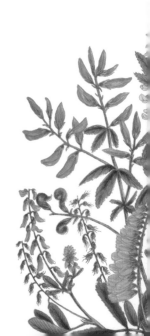

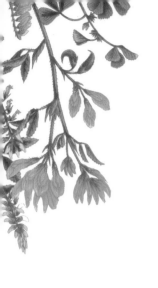

愛好者。當然,也要感謝我的工作夥伴們:謝謝老闆當初的支持鼓勵,沒有這個機會,我不可能寫出一本書。

特別感謝保養品專長的 Bonnie 幫我特別審稿有關肌膚保養的篇章,以確保提供正確又容易理解的肌膚保養知識給大家。Vika 協助文章內容修正,讓本書中關於芳療基礎認識的部分有更明確的說明。Ruru 非常細心的幫我審核文稿內容。

五年來,團隊有茁壯、有改變,感謝天使同事們:瑞秋、Sammi、Jay、Effy、April、 昱霖、Yuna、Ethen、 曼舒、Zoey、Cedric、Louis、Tina、Eden、梓芯,能和你們一起工作是非常幸福還有幸運的事。Anna、孟辰、Anita、孟潣、Carol,也謝謝你們。感謝這些天使夥伴們,總是流暢的彼此支援,這是很棒的工作經驗,讓我有機會以輕鬆愉快的方式獲得更多芳療知識,還有人生歷練。

最後要感謝我的家人,這五年中,我多了一位重要的家人,我的兒子,謝謝你,讓我學習到過往人生中,從來無法想像的事情。謝謝台北爸媽還有高雄爸媽,謝謝你們等待我成長,謝謝你們的耐心與包容。謝謝我的老公,讓我得以品嚐人生幸福的滋味。謝謝我的朋友們,因為有你們,讓我得以深刻感受不同的生活經驗,豐富了我的生命。

最後的最後,感謝宇宙的安排,讓這一切發生,讓這本書來到你的手上,謝謝你的閱讀,完成了這本書:)

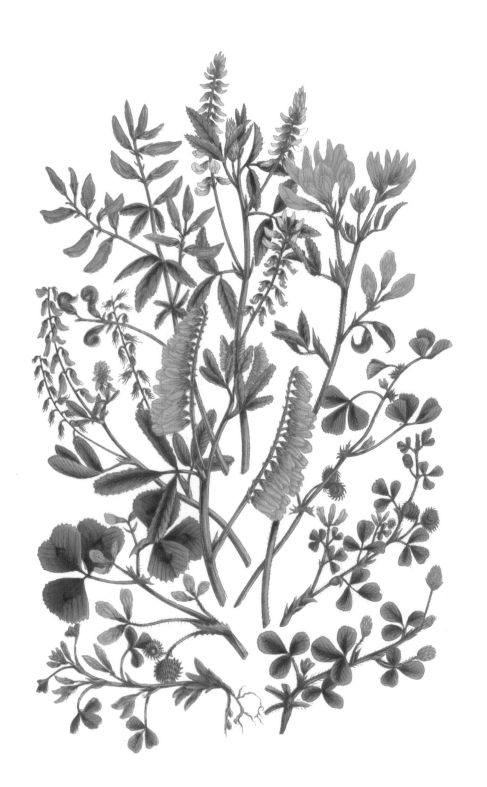

您好，我是本書的作者雪莉，非常感謝您願意翻開這本書來閱讀。在閱讀的同時，有件事希望您能理解。

本書的資訊旨在提供一種生活方式的可能選項，而不是唯一、最佳的選項。芳療很好用，但並非什麼都適用。

每個人都是獨立的個體，沒有一種生活方式可以適合每個人，相信您是有足夠判斷力的聰明讀者，可以理解本書所提及的內容，為日常生活中一種自我保健的方式，並非意圖取代正規醫療的治療途徑。

不管是芳香療法，或者任何一種宣稱對於生命健康有幫助的工具，在使用時，建議第一次都先以少量使用，觀察自己的身體反應，沒有不適情況再逐步增加使用時間及用量，這應該是自我照顧時最為謹慎的做法。

芳香療法在適當用法下，如果有不適情況，在停用後，自身應可自行恢復正常狀態。若仍持續出現不適，甚或情況加劇，敬請利用您珍貴的判斷力，儘速就醫以避免造成無法挽回的情況。

祝福植物香氣陪伴您更輕鬆的生活：）

271

生活裡的
芳療小百科 Encyclopedia of Aromatherapy for Daily Use
由內到外，溫柔保養身體與心靈的植物療癒對策　|溫柔升級版|

作　　者	Sherry・雪莉
責任編輯	王斯韻
美術設計	Zoey Yang
行銷企劃	洪雅珊

發 行 人	何飛鵬
總 經 理	李淑霞
社　　長	張淑真
總 編 輯	許貝羚
副 總 編	王斯韻

出　　版	城邦文化事業股份有限公司・麥浩斯出版
地　　址	104 台北市民生東路二段 141 號 8 樓
電　　話	02-2500-7578
發　　行	英屬蓋曼群島商家庭傳媒股份有限公司城邦分公司
地　　址	104 台北市民生東路二段 141 號 2 樓
讀者服務電話	0800-020-299（9：30 AM ～ 12：00 PM；01：30 PM ～ 05：00 PM）
讀者服務傳真	02-2517-0999
讀者服務信箱	E-mail：csc@cite.com.tw
劃撥帳號	19833516

戶　　名	英屬蓋曼群島商家庭傳媒股份有限公司城邦分公司
香港發行	城邦〈香港〉出版集團有限公司
地　　址	香港灣仔駱克道 193 號東超商業中心 1 樓
電　　話	852-2508-6231
傳　　真	852-2578-9337

馬新發行	城邦〈馬新〉出版集團 Cite(M) Sdn. Bhd.(458372U)
地　　址	41, Jalan Radin Anum, Bandar Baru Sri Petaling, 57000 Kuala Lumpur, Malaysia
電　　話	603-90578822
傳　　真	603-90576622

製版印刷	凱林彩印股份有限公司
總 經 銷	聯合發行股份有限公司
地　　址	新北市新店區寶橋路 235 巷 6 弄 6 號 2 樓
電　　話	02-2917-8022
傳　　真	02-2915-6275
版　　次	初版一刷　2021 年 08 月
定　　價	新台幣 520 元　港幣 173 元

國家圖書館出版品預行編目（CIP）資料

生活裡的芳療小百科 由內到外，溫柔保
養身體與心靈的植物療癒對策 |溫柔升級
版 | / Sherry 著 . -- 二版 . -- 臺北市：城邦
文化事業股份有限公司麥浩斯出版：英屬
蓋曼群島商家庭傳媒股份有限公司城邦分
公司發行 , 2021.08
面；　公分
ISBN 978-986-408-708-2(平裝)

1. 芳香療法 2. 香精油

418.995　　　110009379